阻生智齿拔除术
视频图谱——涡轮钻法

第 2 版

主　编　罗顺云
副主编　杨文东　刘　伟
编　委　罗顺云　杨文东　孔亚群　张　玺
　　　　梁冰晴　张新媛　刘　伟
秘　书　孔亚群　张　玺

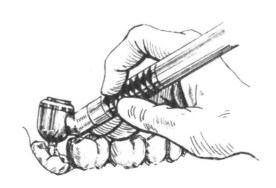

人民卫生出版社

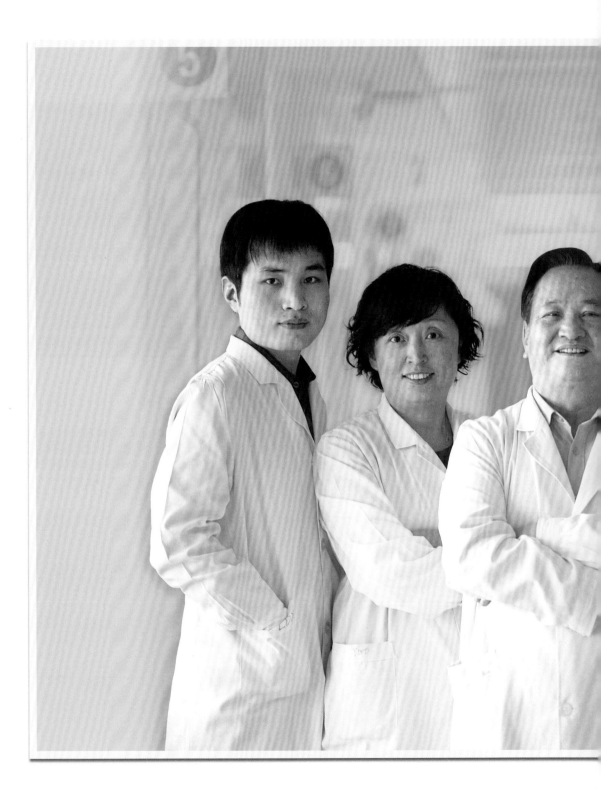

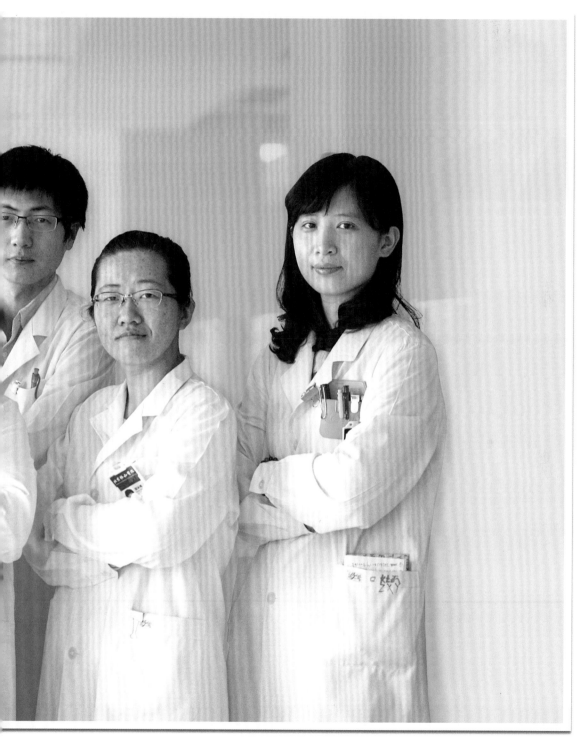

部分编委合影
编者从左向右依次为张玺、杨文东、罗顺云、孔亚群、梁冰晴、张新媛

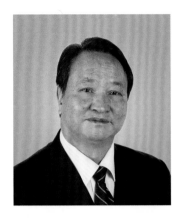

罗顺云,男,主任医师,1975年毕业于原华西医科大学口腔医学院。毕业后一直在北京协和医院口腔科工作。

主要从事口腔牙槽外科临床常见病及多发病的医、教、研工作。从事牙槽外科30余年,擅长各种复杂牙、埋伏牙及阻生智齿拔除术、颌骨囊肿切除术及牙外科正畸美容术等,尤其是应用涡轮钻拔除阻生智齿,迄今已有上万例涡轮钻拔除阻生智齿的临床经验,该法使患者拔牙时免受锤震之苦,受到全国各地许多曾用此方法拔除过智齿的患者的好评和信赖,同时也受到口腔科同行的认可。

在长期临床实践的基础上,他研究总结了一套具有微创效果的阻生智齿拔除方法,主编出版了《复杂阻生智齿拔除术——涡轮钻法技巧》教学光盘,在该领域内先后多次获得北京协和医院及中国医学科学院医疗成果奖,发表文章30余篇,参与编写了《口腔科医疗操作常规》中"牙槽外科"章节。

序

复杂阻生智齿的拔除,目前仍然是口腔门诊困难的拔牙手术之一。由于其拔除难度大、术后多有肿胀反应及并发症的发生,许多基层口腔科医生常不愿拔除此类患牙而将患者转到专科口腔医院。北京协和医院口腔科罗顺云教授醉心于阻生智齿拔除的临床研究、拔除下颌阻生智齿,而宁肯放弃经济利益较好的牙齿修复和正畸工作,几十年如一日,积累了大量宝贵的临床资料,并于近期总结完成此书及视频,实属难能可贵。

拔除下颌阻生智齿最早无统一的方法。尤其在无 X 线检查的年代,盲目凿骨,术后常有严重感染发生,故患者和医生常对这种手术产生恐惧,往往认为手术之成败依赖于"运气"。当时这种手术只有少数专家能做。之后,随着 X 线检查和抗菌素药物的出现,加之手术方法不断改进,拔牙创伤和术后并发症大为减少,才使这种手术得以推广。

最初拔除下颌阻生智齿时,均为完整拔除。1903 年 Kills 提出在阻生智齿不能完整拔除时,可用牙钻将牙分开后拔除,但因普通牙钻分牙太困难而未能推广。

Winter(1926)最早将下颌阻生智齿分类,并研制出一套专用的骨凿、牙挺等拔牙器械,使手术趋于规范,但仍然是完整拔除牙齿。因用凿去骨多,手术时间长,所以创伤很大。Pell 在 1933 年和 1942 年曾分别两次报道下颌阻生智齿劈开拔除法,其优点是可将牙齿劈开后挺出而减少损伤骨组织,从而减少了凿骨量或不凿骨,使手术时间大大缩短、手术过程也大大简化。但劈开法也存在一定的缺点,例如,有些阻生智齿的颊侧沟不明显,或是位置较低、埋伏较深的阻生智齿,颊侧发育沟被牙龈或骨埋藏,找不到放置骨凿的部位而不能按照需要将智齿劈开,需要较长的切口,翻开较大的牙龈瓣;去除较多的骨组织,充分暴露智齿后才能将阻生智齿挺出。这一方法(翻瓣 - 凿骨 - 劈开法)虽然有一定的缺点,但在没有涡轮钻的年代,和至今涡轮钻仍未普及的地区,仍不乏有人使用。

Kilpafrik(1955)开始应用高速涡轮钻分牙、去骨,使拔除阻生智齿之困难程度大为减少,但仍是沿用传统的翻瓣凿骨法的思路,即大切口、大翻瓣,只是去骨方法是由原来的凿骨改为钻骨、由原来的用凿劈开牙冠改成用钻分开牙冠,去骨仍然较多,手术创伤仍较大,且术后肿胀反应重,干槽症等并发症也较常见。

罗顺云医师长期以来一直从事口腔牙槽外科工作,早期他也是采用翻瓣凿骨法钻拔阻生智齿,后来他在我院学习时开始接触涡轮钻拔除阻生智齿,并早在 20 世纪 80 年代中期就已开始应用涡轮钻拔除阻生智齿,完成了大量的阻生智齿拔除病例。多年来,他从大量阻生智齿拔除临床病例实践中不断学习和总结,并对阻生智齿拔除方法进行改进,最终提出以"小切口、小翻瓣;不去骨或少去骨、多分牙"的钻拔理念来拔除阻生智齿,使手术时间进一步缩短,术后肿胀反应小,有效地减少了术后并发症的发生,使得阻生智齿拔除术变得简捷、安全,减轻了医生的劳动强度,更减轻了患者的恐惧和痛苦,使患者更易于接受。

本书通过 1200 余幅实例照片,配合简要的文字说明,向读者展示了不同类型的阻生智齿涡轮钻拔除法的步骤和技巧。本书通俗易懂、简明实用,适合于临床口腔医生学习和参考。

北京大学口腔医学院　耿温琦

2015 年 5 月 20 日

第 2 版前言

时光荏苒,四十二载弹指一挥间,在《阻生智齿拔除术临床实用图解——涡轮钻法》一书出版两周年之际,我也已在牙槽外科工作了整整四十二年。经历了锤敲凿劈到涡轮钻分牙,见证了智齿涡轮钻从无到有,试用过智齿涡轮钻国产第一代到第七代,怀着一份对牙槽外科的挚爱,我不断摸索、不断总结。回首写此书的十年时光,那些所经历的艰辛,曾多次想放弃,真庆幸最终还是完成了。

第 1 版出版后受到了许多口腔临床医师,特别是基层医师和年轻医师的喜爱。出版一年多时,出版社的编辑告诉我,这本书市场销售较好,已经快卖完了,问我是否准备修订再版。前些日子有好几位外地同行给我来电,问我在哪儿能买到该书。更有趣的是一位病人买了一本来找我签名,我以为他是同行,询问后才知他是一位高校的数学老师,买书是为了留纪念和收藏。看到第 1 版能得到众多同仁及读者的认可,欣喜之余,我也觉得有再版的必要。

在与多位阅读过本书的专家及一线医师认真交流之后,我逐渐意识到本书还有一些不足之处。为进一步提高本书的内涵,使此书能更好地指导临床,更多的帮助口腔临床一线医师,我们在第 1 版的基础上做了部分文字修改和图片调整。同时根据书中列举的各类阻生智齿类型,录制了 23 套高清临床视频并配以文字解说,以更直观的形式展现涡轮钻拔除阻生智齿的方法和操作步骤,同时第 2 版书名更名为《阻生智齿拔除术视频图谱——涡轮钻法》。

第 1 版出版后很多同行表示对末尾的自体牙移植感兴趣,但限于篇幅,了解得不够深入,为此两年来我又专门编写了一本《自体牙移植术——临床操作图解》也将于近期出版,欢迎各位读者阅读指正。

北京协和医学院研究生朱智慧、侯樱子在对第 1 版仔细勘误中,付出了艰辛的劳动,在此一并致以衷心的感谢。

虽然经过再次勘误,但限于编者水平,书中难免有疏漏和错误之处,欢迎同仁与读者批评指正。

中国医学科学院北京协和医院

2018 年春于北京

第 1 版前言

当我把这本《阻生智齿拔除术临床实用图解——涡轮钻法》从头到尾再细读一遍时,不由得长长地出了一口气,仿佛一副沉重的担子从肩头卸下,有一种从未有过的轻松感。

阻生智齿拔除术是口腔门诊拔牙手术中难度最大、复杂程度最高、术中术后并发症亦最多的手术。这在我学生时代和工作之初就已烙下了深深烙印,记得早在20世纪80年代中期,我有缘师从北大口腔医学院耿温琦教授,在他的支持和教诲下,迈进了牙槽外科的大门,并逐渐喜爱上了这一专业。如今,回首我在北京协和医院口腔科工作的经历,可用"倾心牙槽外科,汗洒阻生智齿"这两句话来诠释自己从未间断的牙槽外科职业生涯。在我长期所从事的口腔牙槽外科门诊工作中,拔除阻生智齿占了多数,尤其近些年来,来自全国各地甚至国外的来拔智齿患者越来越多,其中不乏一些复杂、难以拔除甚至伴有某些全身性疾病的患者,以及在多处求医无果后最终来到北京协和医院的颇具风险的病例。

阻生智齿拔除术在口腔颌面外科领域虽属小手术,但作为在门诊条件下操作的手术,我和几乎所有的口腔科医师一样,也曾经历过许许多多复杂难拔的阻生智齿以及并发症风险的困扰!尤其在早期没有涡轮钻而用骨凿拔智齿的年代,只能通过翻瓣、凿骨、劈开的方法来拔除。由于凿骨法操作较原始、手术难度大,无形中增加了医师的劳动强度。那时拔除一颗阻生智齿花上1~2个小时是经常的事,而且拔除时很容易发生牙根折断,掏取阻生智齿断根更是令人头疼的事!笔者记忆中就有一次长达7个小时掏根的惨痛经历,当时的种种至今仍历历在目,记忆犹新!在当时的条件下,由于手术创伤大、操作时间长,术后并发症出现的比例相当高。例如有文献曾报道,阻生智齿拔除术后干槽症发生率可高达11%~30%。

我在长期的牙槽外科临床工作中,拔除了数以万计的阻生智齿,它们既给了我考验,也让我积累了经验。对于阻生智齿拔除术,从我最初入门所学的切开、翻瓣、凿骨、劈开挺出法,到切开、翻瓣、钻骨、分(钻)牙或钻凿相结合的拔除方法,通过笔者不断改进、总结,以及大量手术验证,最终形成了本书中所述的阻生智齿拔除原则:对各类高、中位阻生智齿(部分牙冠已露出牙龈者)采用以潜钻法先分牙、多分牙,不去骨、少去骨或不首先去骨;对完全埋伏的低位阻生智齿,采用以三角切龈代替切开翻瓣或颊侧小切口、小翻瓣的拔除法。笔者发现临床上使用这种方法来拔除阻生智齿,手术难度降低了,手术时间缩短了,拔牙创伤减小了,术后的并发症也明显减少了。近年来,在我所记录的平均每年至少500颗下颌阻生智齿使用钻拔法拔除的病例中,干槽症几乎见不到了。

当年教过我的老师、近年来我曾教过的学生、还有我曾诊治过的一些患者,都建议我把自己的临床经验整理成书,可为从事牙槽外科的临床医生借鉴,也能够让更多的患者受益。我也一直想以图谱形式,把临床上常见的不同类型阻生智齿的拔除方法和经验、技巧总结出来,但是由于临床工作繁忙,加之我写作水平有限,多年来只是断断续续、零零星星地积攒了一些临床病例资料,近段时期才在各位热心同仁的帮助下集中整理,编辑成册。

本书主要是笔者多年来钻拔法拔除阻生智齿的临床资料的总结,以病例图片为主,配以必要的文字和示意图说明。全书共分十三个章节,以图解的形式介绍了临床上常用的阻生智齿分类方法,详细阐述了钻拔法拔除阻生智齿应该严格遵循的基本原则,并叙述了复杂阻生智齿钻拔法临床操作步骤、术中可能遇到的难点的处理方法以及术中、术后并发症的预防和处理。第13章中,我还特别介绍了自体智齿移植的手术方法、步骤和在传统方法上的改进,及术后临床观察、根管治疗的时机等。

本书还附网络增值服务,内容为高位水平位阻生智齿拔除术和垂直位(龈阻生)智齿剪开远中拔除术的手术视频。

我真诚地把这本紧密联系临床实际的图谱奉献给大家,希望能够为那些热爱牙槽外科、对拔除阻生智齿感兴趣而心存畏惧的同行们提供帮助。

感谢刘伟医师为本书绘制的部分示意图,在编写过程中尤其是后期整理、文字修订等工作,都得到本书编委的大力帮助,亦致以深切的谢意!

真诚感谢我的恩师——我国牙槽外科的奠基人、著名牙槽外科专家耿温琦教授为本书作序。

感谢在本书的病例资料收集过程中,照相、摄像人员以及放射科同志们的大力支持和帮助。

由于水平有限,书中难免有疏漏和错误之处,真诚地希望广大口腔同仁批评指正。

中国医学科学院北京协和医院　罗顺云

2015 年春于北京

目　录

第 一 章

临床常见阻生智齿实用类型

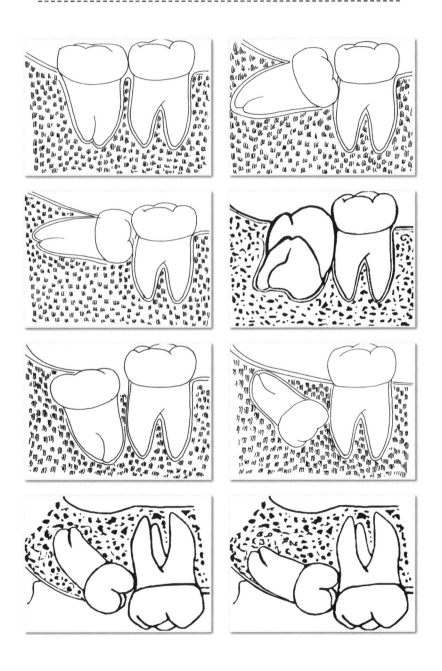

　　拔除阻生智齿(第三磨牙)是口腔科最常见的临床操作之一。阻生智齿在萌出过程中受萌出时间的影响(它是口腔中最后萌出的牙齿),常因邻牙、骨组织或软组织的阻碍只能部分萌出或完全不能萌出,因此拔除阻生智齿较拔除其他的牙齿难度更大,情况也更复杂(图 1-0-1)。

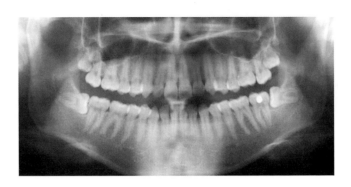

图 1-0-1　临床上以下颌智齿阻生最为常见

　　关于阻生智齿的成因有诸多解释,其中最为公认的观点是:在人类进化的过程中,牙齿的退化不如颌骨和牙槽骨退化明显,导致骨量相对小于牙量,造成最后萌出的第三磨牙没有足够的萌出间隙,从而发生阻生和错位。

　　阻生智齿给人们的健康带来很多危害,比如阻生智齿周围的软硬组织感染或颌面部间隙感染,引起邻牙的损伤、牙源性囊肿等(图 1-0-2)。

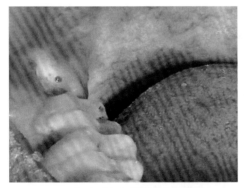

A. 阻生智齿引起冠周炎或冠周脓肿

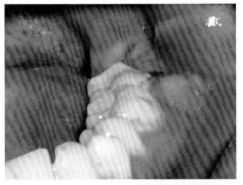

B. 冠周脓肿出现在第二磨牙颊侧时易造成误诊

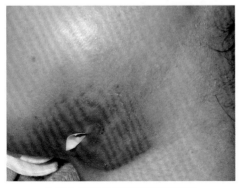

C. 阻生智齿引起颌面部间隙感染

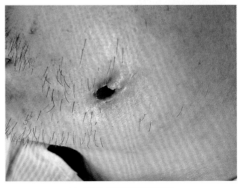

D. 阻生智齿引起颊瘘

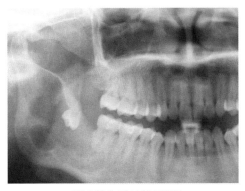
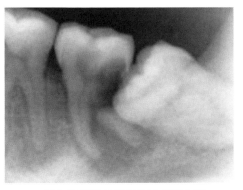

E.阻生智齿引起颌骨囊肿   F.阻生智齿引起邻牙龋坏,继发根折

图 1-0-2 阻生智齿的危害

　　临床上阻生智齿一般都需要拔除,但由于阻生智齿位于牙列的远中部位和口腔的最深处,增加了医师的操作难度。另外,由于智齿与一些重要的解剖结构相邻近(如上颌智齿与上颌窦、下颌智齿与下牙槽神经管及舌神经等结构、智齿与邻牙等),使得智齿拔除术成为拔牙手术中难度最大的操作(图 1-0-3)。

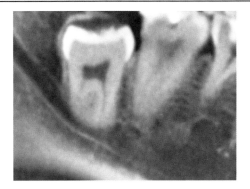
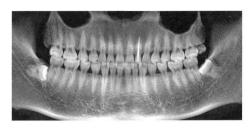

A.下颌阻生智齿与下牙槽神经管关系密切   B.阻生智齿与邻牙关系密切

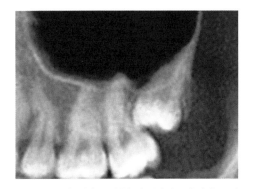
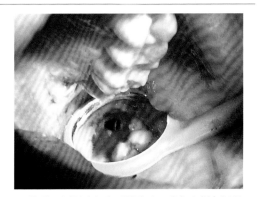

C.上颌阻生智齿与上颌窦关系密切,常参与组成上颌窦的后壁   D.拔除上颌阻生智齿时易发生口腔与上颌窦相通

图 1-0-3 阻生智齿与相邻解剖结构的密切关系

对阻生智齿进行合理分类是有效治疗阻生智齿的先决条件,其对于阻生智齿的临床诊断和手术方式的选择也是非常重要的。笔者结合自己多年的涡轮钻拔牙法(以下简称"钻拔法")临床实践体会,在现有的相对复杂的阻生智齿分类中进行精选,总结并列举出以下几种临床上常见的更为实用的、便于理解记忆的阻生智齿分类,为临床医师设计手术方案提供参考。

第一节　临床常见下颌阻生智齿类型

一、下颌阻生智齿的分类标准

(一) 按阻生智齿的长轴与第二磨牙长轴的关系分类

根据阻生智齿的长轴与第二磨牙长轴的关系,临床上常见的下颌阻生智齿可分为垂直位、前倾位、水平位、舌向位、颊向位和较少见的远中位以及倒置位阻生智齿。垂直位是指阻生智齿的长轴与第二磨牙的长轴平行。前倾位是指阻生智齿的长轴偏向第二磨牙。水平位是指阻生智齿的长轴与第二磨牙的长轴垂直。舌向位是指阻生智齿的长轴偏向第二磨牙的长轴的舌侧。颊向位是指阻生智齿的长轴偏向第二磨牙的长轴的颊侧。远中位是指阻生智齿的长轴远离第二磨牙。倒置位是指阻生智齿的冠根倒置(图 1-1-1、图 1-1-2)。

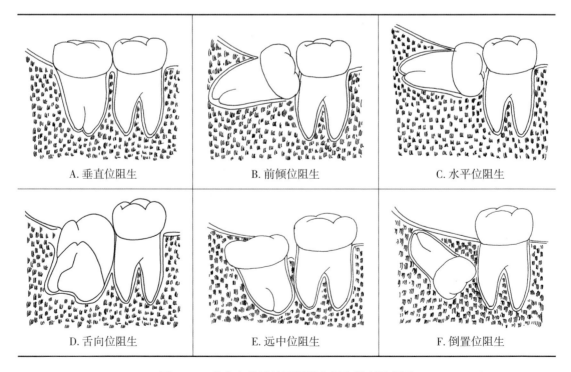

A. 垂直位阻生　　　　B. 前倾位阻生　　　　C. 水平位阻生

D. 舌向位阻生　　　　E. 远中位阻生　　　　F. 倒置位阻生

图 1-1-1　临床上常见的下颌阻生智齿类型示意图

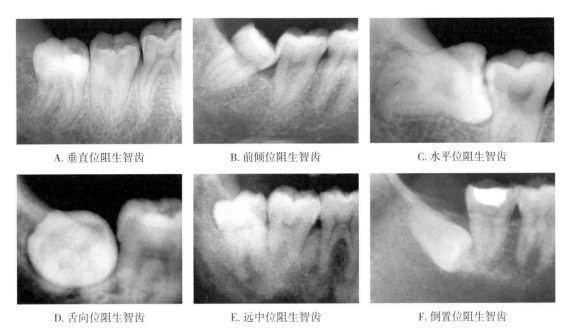

A. 垂直位阻生智齿   B. 前倾位阻生智齿   C. 水平位阻生智齿

D. 舌向位阻生智齿   E. 远中位阻生智齿   F. 倒置位阻生智齿

图 1-1-2 临床上常见的下颌阻生智齿类型 X 线片

（二）按智齿萌出偏离牙列的位置分类

根据智齿萌出偏离牙列的位置,将临床上常见的阻生智齿分为颊侧移位和舌侧移位。颊侧移位是指智齿偏向牙列的颊侧,相对较常见(图 1-1-3、图 1-1-4)。舌侧移位是指智齿偏向牙列的舌侧。

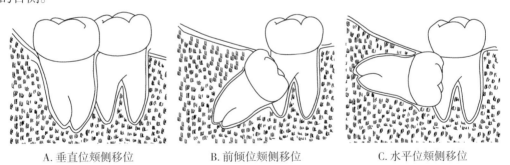

A. 垂直位颊侧移位   B. 前倾位颊侧移位   C. 水平位颊侧移位

图 1-1-3 各类下颌颊侧移位阻生智齿示意图

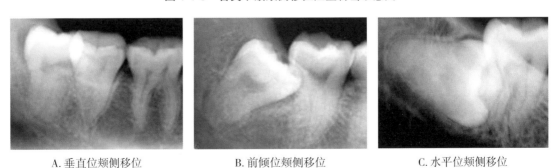

A. 垂直位颊侧移位   B. 前倾位颊侧移位   C. 水平位颊侧移位

图 1-1-4 各类下颌颊侧移位阻生智齿 X 线片

(三) 按智齿萌出的最高点分类

根据智齿萌出的最高点(垂直位的𬌗平面、前倾位的远中牙尖和水平位的远中冠面)到达邻牙咬合平面部位的高低不同分为高位、中位、低位阻生智齿。高位指智齿冠部最高点平齐于邻牙𬌗面或高于邻牙𬌗平面。中位指智齿牙冠最高点低于邻牙𬌗平面,但高于第二磨牙牙颈部,大多数情况下口内可见部分牙冠、前倾位智齿的远中牙尖或水平位阻生智齿的远中冠面露出牙龈。低位指智齿完全埋伏于牙槽骨内(图1-1-5、图1-1-6)。

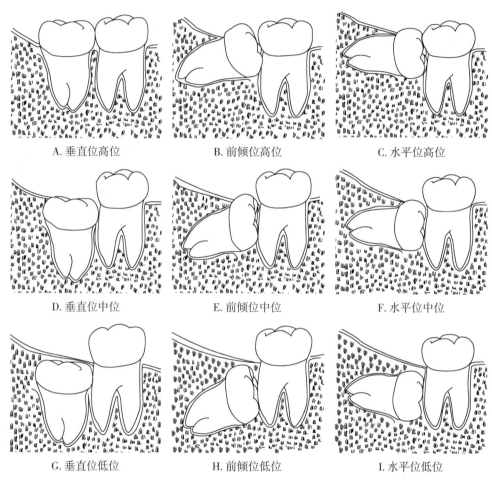

A.垂直位高位   B.前倾位高位   C.水平位高位

D.垂直位中位   E.前倾位中位   F.水平位中位

G.垂直位低位   H.前倾位低位   I.水平位低位

图1-1-5 常见的下颌各类阻生智齿类型示意图

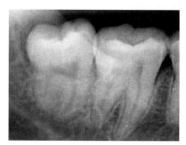 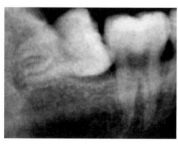 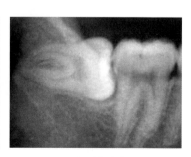

A.垂直位高位   B.前倾位高位   C.水平位高位

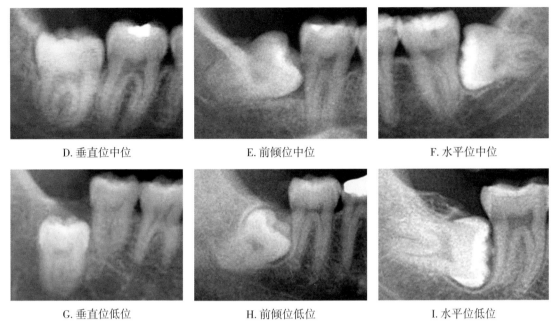

D.垂直位中位　　　　　　　　E.前倾位中位　　　　　　　　F.水平位中位

G.垂直位低位　　　　　　　　H.前倾位低位　　　　　　　　I.水平位低位

图 1-1-6　常见的下颌各类阻生智齿类型 X 线片

二、各类下颌阻生智齿

(一)下颌垂直位阻生智齿

1. 下颌垂直位高位阻生智齿　临床可见智齿位于牙弓内,并且智齿的长轴与第二磨牙的长轴平行,智齿殆面与邻牙殆平面平齐或高于邻牙殆平面(图 1-1-7)。智齿牙冠的远中部分若被牙龈覆盖,大部分牙冠暴露于口腔中时,也可称其为垂直位高位阻生智齿。

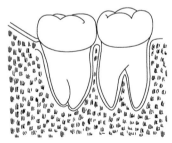
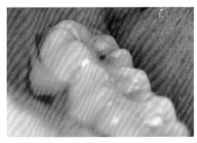
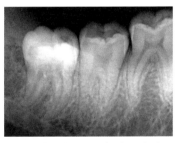

A.垂直位高位阻生智齿示意图　　B.垂直位高位阻生智齿临床表现　　C.垂直位高位阻生智齿 X 线片

图 1-1-7　下颌垂直位高位阻生智齿

2. 下颌垂直位中位阻生智齿　智齿位于牙弓内,智齿的长轴与第二磨牙的长轴平行,并且智齿最高点低于邻牙殆平面,但已萌出于牙槽骨,冠部近中牙尖可露出牙龈,或冠部完全被牙龈覆盖,仅当用探针沿第二磨牙远中探查时方可探及智齿殆面(图 1-1-8)。

3. 下颌垂直位低位阻生智齿　由于智齿完全埋伏于骨内,口内检查不能见到智齿,仅从 X 线片上才能见到阻生智齿埋伏于牙弓内,并且它的长轴与第二磨牙的长轴平行(图 1-1-9)。

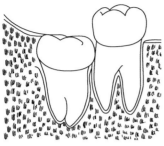
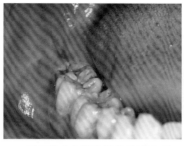
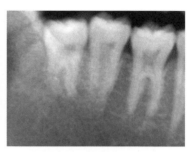

A.垂直位中位阻生智齿示意图　　B.垂直位中位阻生智齿临床表现　　C.垂直位中位阻生智齿 X 线表现

图 1-1-8　下颌垂直位中位阻生智齿

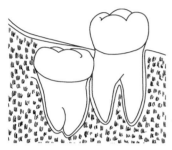
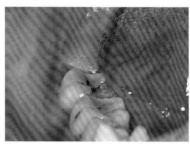
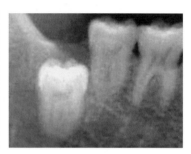

A.垂直位低位阻生智齿示意图　　B.垂直位低位阻生智齿临床表现　　C.垂直位低位阻生智齿 X 线表现

图 1-1-9　下颌垂直位低位阻生智齿

4. 下颌垂直位颊侧高位阻生智齿　智齿位于牙弓的颊侧,但其长轴与第二磨牙的长轴平行,智齿𬌗面与邻牙𬌗平面平齐或高于邻牙𬌗平面,可见智齿牙冠大部分已经暴露于口腔中。X 线常显示牙冠与邻牙部分重叠(图 1-1-10)。

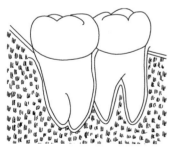
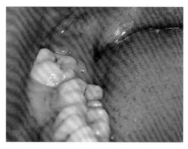
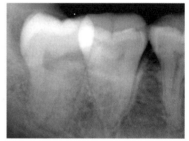

A.垂直位颊侧高位阻生智齿示意图　　B.垂直位颊侧高位阻生智齿临床表现　　C.垂直位颊侧高位阻生智齿 X 线表现

图 1-1-10　下颌垂直位颊侧高位阻生智齿

5. 下颌垂直位颊侧中位阻生智齿　智齿位于牙弓的颊侧,阻生智齿的长轴与第二磨牙的长轴平行,智齿最高点低于邻牙𬌗平面,但高于邻牙的牙颈部,常见大部分牙冠被牙龈覆盖,用探针沿第二磨牙远中颊侧探查时可探及智齿𬌗面或部分牙尖。X 线常显示牙冠与邻牙部分重叠(图 1-1-11)。

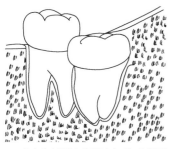
A.垂直位颊侧中位阻生智齿示意图

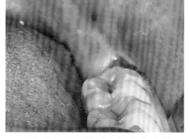
B.垂直位颊侧中位阻生智齿临床表现

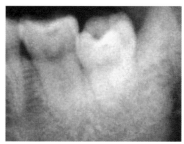
C.垂直位颊侧中位阻生智齿X线表现

图 1-1-11　　下颌垂直位颊侧中位阻生智齿

6.下颌垂直位颊侧低位阻生智齿　智齿位于牙弓的颊侧,但智齿一般完全埋伏于骨组织内,口内检查不能见到智齿。X线显示阻生智齿的长轴与第二磨牙的长轴平行,牙的最高部位低于第二磨牙的牙颈部,常显示牙冠与邻牙部分重叠(图 1-1-12)。

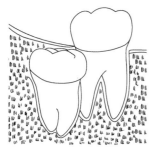
A.垂直位颊侧低位阻生智齿示意图

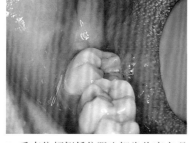
B.垂直位颊侧低位阻生智齿临床表现

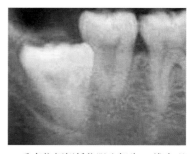
C.垂直位颊侧低位阻生智齿X线表现

图 1-1-12　　下颌垂直位颊侧低位阻生智齿

(二)下颌前倾位阻生智齿

1.下颌前倾位高位阻生智齿　智齿位于牙弓内,并且智齿的长轴偏向第二磨牙,智齿的远中牙尖与邻牙𬌗平面平齐或高于邻牙𬌗平面,临床上大部分牙冠已暴露于口腔中,阻生智齿的牙冠与第二磨牙远中根面之间常常有食物嵌塞,阻生智齿的冠面和第二磨牙的远中面有时可探及龋损(图 1-1-13)。

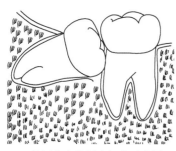
A.前倾位高位阻生智齿示意图

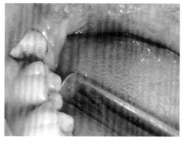
B.前倾位高位阻生智齿临床表现

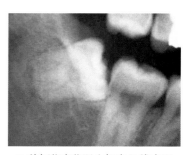
C.前倾位高位阻生智齿X线表现

图 1-1-13　　下颌前倾位高位阻生智齿

2. 下颌前倾位中位阻生智齿　智齿位于牙弓内,并且阻生智齿的长轴偏向第二磨牙,智齿的远中牙尖低于邻牙粭平面高于第二磨牙牙颈部。冠部部分远中牙尖可暴露于口腔中或冠部完全被牙龈覆盖,仅当用探针沿第二磨牙远中探查时方可探及智齿粭面(图 1-1-14)。

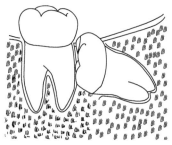
A. 前倾位中位阻生智齿示意图

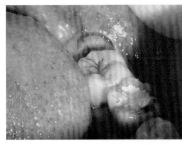
B. 前倾位中位阻生智齿临床表现

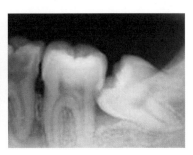
C. 前倾位中位阻生智齿 X 线表现

图 1-1-14　下颌前倾位中位阻生智齿

3. 下颌前倾位低位阻生智齿　由于智齿完全埋伏于骨内,口内检查智齿不可见,仅从 X线片上才能见到智齿埋伏于骨内,其长轴偏向第二磨牙,有时因智齿的压迫可见第二磨牙的牙根发生吸收性改变(图 1-1-15)。

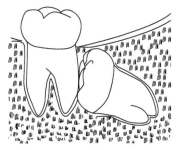
A. 前倾位低位阻生智齿示意图

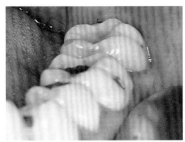
B. 前倾位低位阻生智齿临床表现

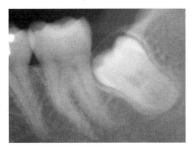
C. 前倾位低位阻生智齿 X 线表现

图 1-1-15　下颌前倾位低位阻生智齿

4. 下颌前倾位颊侧中位阻生智齿　智齿偏离牙弓,位于牙弓的颊侧,阻生智齿的长轴偏向第二磨牙,远中牙尖低于邻牙粭平面但高于第二磨牙牙颈部。牙冠大部分被牙龈覆盖,用探针沿第二磨牙远中颊侧探查可探及智齿粭面或部分牙尖。X 线常显示牙冠与邻牙部分重叠(图 1-1-16)。

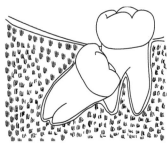
A. 前倾位颊侧中位阻生智齿示意图

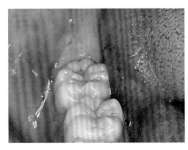
B. 前倾位颊侧中位阻生智齿临床表现

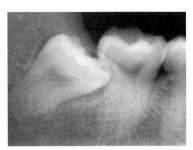
C. 前倾位颊侧中位阻生智齿 X 线表现

图 1-1-16　下颌前倾位颊侧中位阻生智齿

5. 下颌前倾位颊侧低位阻生智齿　由于智齿完全埋伏于骨内,口内检查未见智齿萌出,仅从 X 线片上才能见到智齿埋伏于骨内,X 线显示智齿的牙冠长轴偏向第二磨牙,且智齿牙冠与邻牙可有部分重叠(图 1-1-17)。

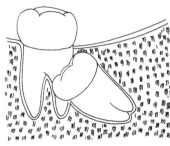
A. 前倾位颊侧低位阻生智齿示意图

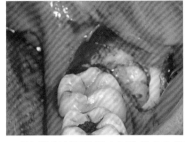
B. 前倾位颊侧低位阻生智齿临床表现

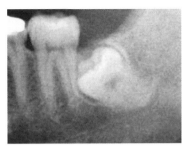
C. 前倾位颊侧低位阻生智齿 X 线表现

图 1-1-17　下颌前倾位颊侧低位阻生智齿

(三) 下颌水平位阻生智齿

1. 下颌水平位高位阻生智齿　临床可见智齿位于牙弓内,并且阻生智齿的长轴与第二磨牙长轴垂直,智齿的远中冠面与邻牙殆平面平齐或高于邻牙殆平面。临床上大部分牙冠已暴露于口腔中,阻生智齿的牙冠与第二磨牙远中根面之间常常有食物嵌塞,阻生智齿的冠面和第二磨牙的远中面有时可探及龋损(图 1-1-18)。

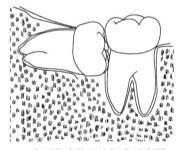
A. 水平位高位阻生智齿示意图

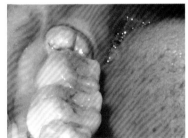
B. 水平位高位阻生智齿临床表现

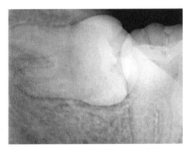
C. 水平位高位阻生智齿 X 线表现

图 1-1-18　下颌水平位高位阻生智齿

2. 下颌水平位中位阻生智齿　临床可见智齿位于牙弓内,并且阻生智齿的长轴与第二磨牙长轴垂直,智齿的远中冠面低于邻牙殆平面而高于第二磨牙牙颈部。冠部远中部分可露出牙龈,或冠部完全被牙龈覆盖,仅当用探针沿第二磨牙远中探查时方可探及智齿殆面(图 1-1-19)。

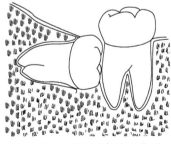
A. 水平位中位阻生智齿示意图

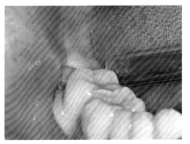
B. 水平位中位阻生智齿临床表现

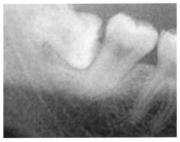
C. 水平位中位阻生智齿 X 线表现

图 1-1-19　下颌水平位中位阻生智齿

3. 下颌水平位低位阻生智齿　由于智齿完全埋伏于骨内,口内检查不能见到智齿,仅从X线片上才能见到智齿埋伏于骨内,且智齿长轴与第二磨牙的长轴垂直(图1-1-20)。

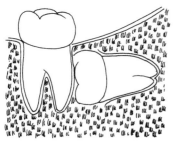
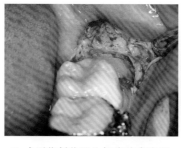
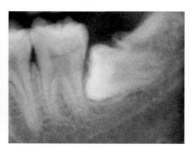

A. 水平位低位阻生智齿示意图　　B. 水平位低位阻生智齿临床表现　　C. 水平位低位阻生智齿X线表现

图1-1-20　下颌水平位低位阻生智齿

4. 下颌水平位颊侧中位阻生智齿　智齿偏离牙弓,位于牙弓的颊侧,阻生智齿的长轴与第二磨牙长轴垂直,其远中冠面低于邻牙𬌗平面而高于第二磨牙牙颈部。其牙冠大部分被牙龈覆盖,临床检查时探针沿第二磨牙远中颊侧探查有时可探及智齿𬌗面或部分牙尖。X线常显示牙冠与邻牙部分重叠(图1-1-21)。

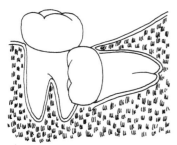
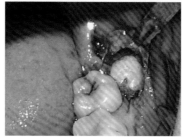

A. 水平位颊侧中位阻生智齿示意图　　B. 水平位颊侧中位阻生智齿临床表现　　C. 水平位颊侧中位阻生智齿X线表现

图1-1-21　下颌水平位颊侧中位阻生智齿

5. 下颌水平位颊侧低位阻生智齿　由于智齿完全埋伏于骨内,故口内检查不可见,仅从X线片上才能见到智齿埋伏于骨内,智齿的长轴与第二磨牙长轴垂直,且智齿牙冠与邻牙部分常有重叠(图1-1-22)。

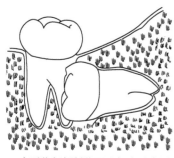
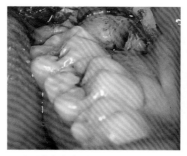
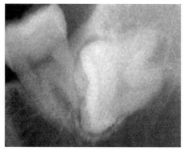

A. 水平位颊侧低位阻生智齿示意图　　B. 水平位颊侧低位阻生智齿临床表现　　C. 水平位颊侧低位阻生智齿X线表现

图1-1-22　下颌水平位颊侧低位阻生智齿

(四) 下颌舌向位阻生智齿

1. 下颌舌向位高位阻生智齿　智齿位于牙弓内,但阻生智齿的长轴偏向第二磨牙长轴的舌侧,智齿的颊尖与邻牙𬌗平面平齐或高于邻牙𬌗平面,临床上大部分牙冠已暴露于口腔中(图 1-1-23)。

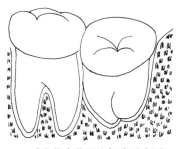
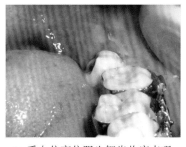
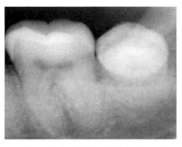

A. 舌向位高位阻生智齿示意图　　B. 舌向位高位阻生智齿临床表现　　C. 舌向位高位阻生智齿 X 线表现

图 1-1-23　下颌舌向位高位阻生智齿

2. 下颌舌向位中位阻生智齿　智齿位于牙弓内,并且阻生智齿的长轴偏向第二磨牙长轴的舌侧,智齿的颊尖低于邻牙𬌗平面高于第二磨牙牙颈部。冠部颊侧部分可露出牙龈,或冠部完全被牙龈覆盖,仅当用探针沿第二磨牙远中探查时方可探及智齿𬌗面(图 1-1-24)。

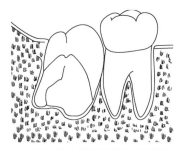
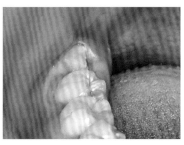
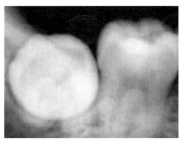

A. 舌向位中位阻生智齿示意图　　B. 舌向位中位阻生智齿临床表现　　C. 舌向位中位阻生智齿 X 线表现

图 1-1-24　下颌舌向位中位阻生智齿

3. 下颌舌向位低位阻生智齿　由于智齿完全埋伏于骨内,口内检查不能见到智齿,仅从 X 线片上才能见到智齿埋伏于骨内,且智齿长轴偏向第二磨牙长轴的舌侧(图 1-1-25)。

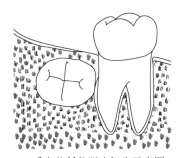
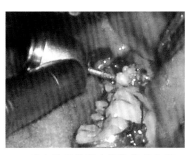
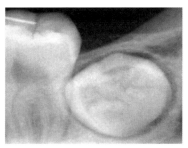

A. 舌向位低位阻生智齿示意图　　B. 舌向位低位阻生智齿临床表现　　C. 舌向位低位阻生智齿 X 线表现

图 1-1-25　下颌舌向位低位阻生智齿

第二节　临床常见的上颌阻生智齿类型

一、临床常见的上颌阻生智齿分类标准

参考下颌阻生智齿的分类标准,上颌阻生智齿亦可分为多种不同的类型。

（一）按智齿在上颌骨内的深度分类

根据智齿在上颌骨内的深度可分为低位、中位和高位智齿。低位智齿是指智齿牙冠的最低部位低于第二磨牙的𬌗面或与之平齐。中位智齿是指智齿的牙冠最低部位在第二磨牙的咬合面和颈部之间。高位智齿是指智齿的牙冠最低部位高于第二磨牙的颈部或与之平齐。

（二）按智齿长轴与第二磨牙长轴之间的关系分类

根据智齿的长轴与第二磨牙长轴之间的关系可分为垂直位、近中位和远中位。相应标准参照下颌阻生智齿的分类标准。

因为上颌垂直位阻生智齿和上颌远中位阻生智齿拔除时比较容易,所以本节仅介绍上颌近中位阻生智齿。

二、各类上颌近中位阻生智齿

（一）上颌近中倾斜（前倾位）阻生智齿

1. 上颌前倾位低位阻生智齿　智齿位于牙弓内,但阻生智齿的长轴偏向第二磨牙,智齿的远中牙尖与邻牙𬌗平面平行或低于邻牙𬌗平面。临床上大部分牙冠已暴露于口腔中,阻生智齿的牙冠与第二磨牙远中根面之间常常有食物嵌塞,阻生智齿的冠面和第二磨牙的远中面有时可探及龋损(图 1-2-1)。

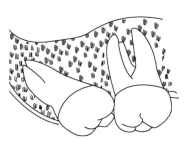 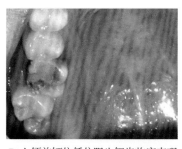 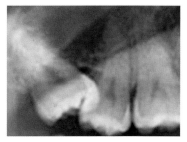

A. 上颌前倾位低位阻生智齿示意图　B. 上颌前倾位低位阻生智齿临床表现　C. 上颌前倾位低位阻生智齿 X 线表现

图 1-2-1　上颌前倾位低位阻生智齿

2. 上颌前倾位中位阻生智齿　上颌前倾位中位阻生智齿临床可见智齿位于牙弓内,但阻生智齿的长轴偏向第二磨牙,智齿的远中牙尖高于邻牙𬌗平面且低于邻牙牙颈部。冠部部分远中牙尖可暴露于口腔或冠部完全被牙龈覆盖,仅当用探针沿第二磨牙远中探查时可探及智齿𬌗面(图 1-2-2)。

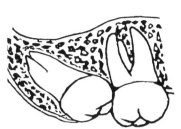 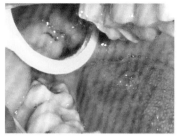 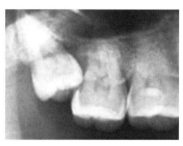

A. 上颌前倾位中位阻生智齿示意图　　B. 上颌前倾位中位阻生智齿临床表现　　C. 上颌前倾位中位阻生智齿 X 线表现

图 1-2-2　　上颌前倾位中位阻生智齿

3. 上颌前倾位高位阻生智齿　上颌前倾位高位阻生智齿由于完全埋伏于骨内,口内检查不能见到,拍摄 X 线片才能见到智齿埋伏于骨内,且智齿长轴偏向第二磨牙(图 1-2-3)。

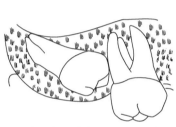 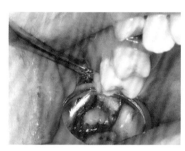 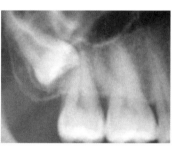

A. 上颌前倾位高位阻生智齿示意图　　B. 上颌前倾位高位阻生智齿临床表现　　C. 上颌前倾位高位阻生智齿 X 线表现

图 1-2-3　　上颌前倾位高位阻生智齿

(二) 上颌近中水平位阻生智齿

1. 上颌水平位低位阻生智齿　智齿位于牙弓内,牙冠朝向第二磨牙且长轴垂直于第二磨牙,智齿牙冠的最低点与邻牙殆平面平行或低于邻牙殆平面。临床上大部分牙冠已暴露于口腔中,阻生智齿的牙冠与第二磨牙远中根面之间常常有食物嵌塞,其冠面和第二磨牙的远中面有时可探及龋损(图 1-2-4)。

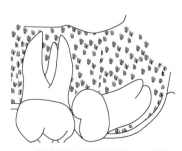 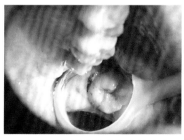 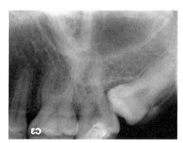

A. 上颌水平位低位阻生智齿示意图　　B. 上颌水平位低位阻生智齿临床表现　　C. 上颌水平位低位阻生智齿 X 线表现

图 1-2-4　　上颌水平位低位阻生智齿

2. 上颌水平位中位阻生智齿　智齿位于牙弓内,牙冠朝向第二磨牙且长轴垂直于第二磨牙,智齿牙冠的最低点高于邻牙殆平面且低于邻牙牙颈部。冠部部分远中牙尖可露出牙龈外,或冠部完全被牙龈覆盖,仅当用探针沿第二磨牙远中探查时可探及智齿殆面(图 1-2-5)。

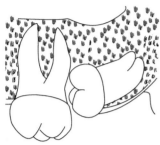
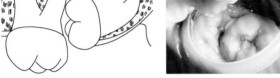
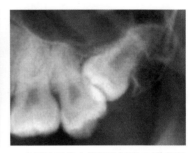

A. 上颌水平位中位阻生智齿示意图　B. 上颌水平位中位阻生智齿临床表现　C. 上颌水平位中位阻生智齿 X 线表现

图 1-2-5　上颌水平位中位阻生智齿

3. 上颌水平位高位阻生智齿　上颌水平位高位阻生智齿由于完全埋伏于骨内,口内检查不能见到,拍摄 X 线片才能见到智齿埋伏于骨内,智齿牙冠朝向且垂直于第二磨牙,牙冠最低点高于邻牙牙颈部(图 1-2-6)。

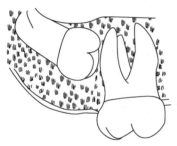
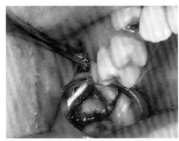
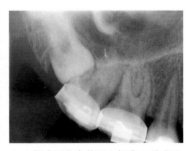

A. 上颌水平位高位阻生智齿示意图　B. 上颌水平位高位阻生智齿临床表现　C. 上颌水平位高位阻生智齿 X 线表现

图 1-2-6　上颌水平位高位阻生智齿

第 二 章

拔牙术前的检查和准备

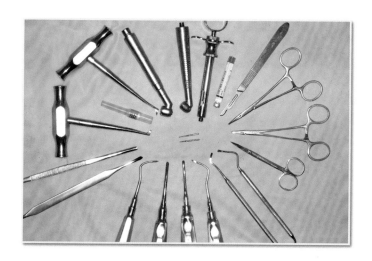

第一节　拔牙术适应证与禁忌证

　　关于阻生智齿的拔除适应证,教科书中多主张仅拔除有症状的或已经引起病变的阻生智齿,而对于无症状的、骨内埋伏较深的阻生智齿是否应予拔除则主张不一。临床上所见到的下颌阻生智齿能正常萌出并有正常咬合关系的仅占少数,多数阻生智齿有盲袋与口腔相通,盲袋可因长期积存食物而产生慢性炎症,因此不论是急性还是慢性冠周炎,常常都难以彻底治愈;前倾位或水平位阻生智齿与邻牙间的骨组织必然会发生牙间骨吸收或引起第二磨牙远中龋坏。如果等到出现症状后再拔阻生智齿,往往为时已晚。因此,正位的阻生智齿如果经常发生冠周炎,应予以拔除;前倾位和水平位阻生智齿,无论有无自觉症状,均应给予预防性拔除。

一、拔牙适应证

(1) 常引起冠周炎的阻生智齿(图 2-1-1)。

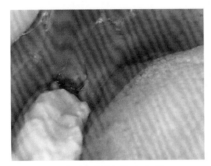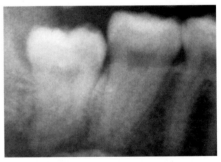

A. 智齿冠周炎临床表现　　　　　　B. 智齿位置虽是正位,但常引起冠周炎

图 2-1-1　引起冠周炎的阻生智齿

(2) 本身已龋坏或引起邻牙龋坏的阻生智齿(图 2-1-2)。

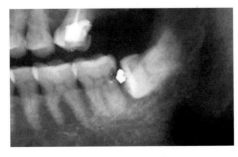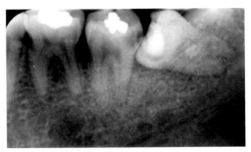

A. 阻生智齿引起邻牙龋坏　　　　　　B. 智齿和邻牙均发生龋坏

图 2-1-2　本身已龋坏或引起邻牙龋坏的智齿

（3）因正畸需要拔除的阻生智齿（图 2-1-3）。

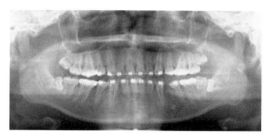 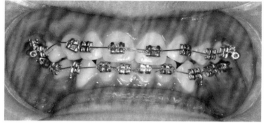

A. 正畸需要拔除阻生智齿　　　　　　　　B. 阻生智齿拔除后正畸

图 2-1-3　牙列拥挤需要拔除的阻生智齿

（4）阻生智齿已引起其他病变如囊肿、肿瘤等（图 2-1-4）。

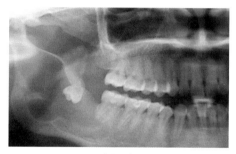 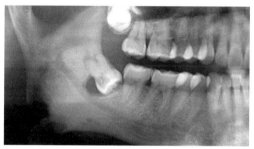

A. 颌骨囊肿　　　　　　　　B. 智齿引起颌骨病变

图 2-1-4　阻生智齿引起其他病变

（5）引起邻牙牙根吸收或因压迫下牙槽神经引起疼痛的阻生智齿（图 2-1-5）。

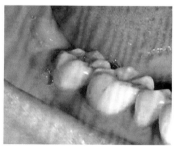 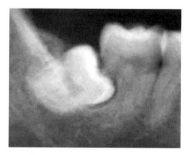

A. 智齿完全埋伏阻生　　　　B. X 线片显示压迫邻牙牙根

图 2-1-5　阻生智齿引起邻牙牙根吸收

（6）青少年防止牙齿拥挤而拔除异位的阻生智齿（图 2-1-6）。

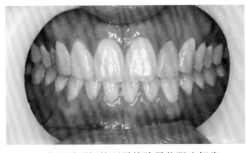
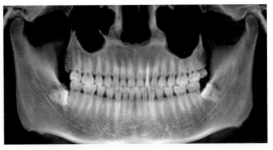

A. 防止牙列拥挤而需拔除异位阻生智齿　　　　　B. X线片显示阻生智齿有可能导致牙列拥挤

图 2-1-6　青少年防止牙齿拥挤而拔除异位的阻生智齿

（7）与邻牙间形成食物嵌塞的阻生智齿（图 2-1-7）。

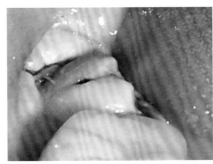
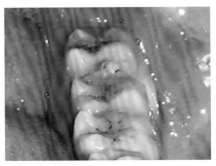

A. 智齿阻生与邻牙之间形成食物嵌塞　　　　　B. 无对颌而伸长且引起食物嵌塞的智齿

图 2-1-7　与邻牙间形成食物嵌塞的阻生智齿

（8）在萌出期可能引起其他并发症的阻生智齿可进行预防性拔除，如怀孕前妇女应预防性拔除阻生智齿（图 2-1-8）。

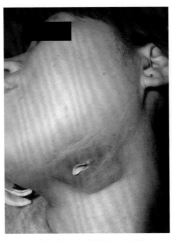
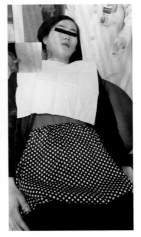

A. 颌下间隙感染切开引流　　　　　B. 右侧下颌下间隙感染

图 2-1-8　孕期因智齿冠周炎导致颌面部间隙感染

(9) 长期咬颊部黏膜的智齿(图 2-1-9)。

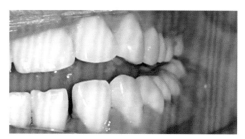
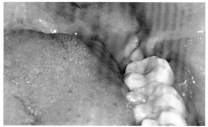

A.咬颊黏膜的阻生智齿颊侧观　　　　　　B.咬颊黏膜的阻生智齿咬合面观

图 2-1-9　长期咬颊部黏膜的阻生智齿

(10) 用以往翻瓣凿骨法拔除有可能损伤邻牙而主张暂时保留观察的阻生智齿(图 2-1-10)。

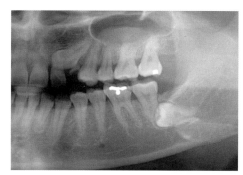
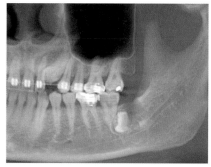

A.阻生智齿位于第二磨牙根尖部且关系密切　　　　B.钻拔法可较为安全地完成手术

图 2-1-10　翻瓣凿骨法拔除有可能损伤邻牙,钻拔法可较为安全地完成手术

二、拔牙禁忌证

临床上拔除阻生智齿的患者多数为青壮年,但也不乏中老年。有的患者还会伴有一些全身性疾病,近年来青少年中造血系统疾病(如白血病)患者增多,应予警惕。阻生智齿拔除的禁忌证是相对而言的,患者是否可以拔牙应根据以下因素进行综合评估:患者在拔牙时的全身状况、精神状态;智齿拔除的难易程度;拔牙器械和设备条件(包括急救设备);医师的拔牙经验、技术水平以及患者对医师的信任度等。

(1) 全身疾患。

1) 心脏病和高血压:需要拔牙的患者应在其病情控制后或在心内科医师允许及配合的条件下拔牙。

2) 造血系统疾病:如贫血、白血病、血友病患者如必须拔牙时,应与专科医师合作,并做好预防出血和感染的准备。

3) 糖尿病:糖尿病患者因全身抵抗力低下,术后创口愈合差,易发生感染,拔牙前空腹血糖应控制在 8.88mmol/L 以下。术前服用抗生素 1~2 天，术后继续用抗生素 1~2 天以预防感染。

4）甲状腺功能亢进：甲状腺功能亢进患者由于基础代谢率增加和自主神经系统失常，患者对拔牙刺激产生的反应可能引起甲状腺危象。因此应在本病控制后再拔牙，手术时应尽量减少患者的恐惧，手术前后应给以足够的抗生素，拔牙麻醉药物中不能加入肾上腺素。

5）肾脏疾病：各类急性肾病患者应暂缓拔牙；患有慢性肾病而必须拔牙者应在术前给予皮质激素，术前术后给予足够的抗生素或在专科医师配合指导下施行手术。

6）正在进行抗凝治疗的患者：原则上应该停止服用抗凝剂 3~5 天再施行拔牙手术，但如果停药后发生严重或致命的血栓意外可能性大的患者，应根据拔牙手术的难易程度，暂缓拔牙或术中仔细止血、拔牙创内可置入碘仿海绵等止血药，严密缝合创口，并密切观察 30 分钟，确认无活动性出血后患者方可离开。

7）肝炎：肝炎急性期患者应暂缓拔牙，慢性肝功能损害者术前应作凝血酶原时间检查。如凝血时间异常，应暂缓拔牙或术前给予足够量的维生素 K、维生素 C 以及保肝药物，术中还应加用局部止血药物。

8）急性炎症：智齿冠周炎急性期，要根据炎症的性质、进展阶段决定，如炎症正处于逐渐上升阶段应暂缓拔牙，待急性期过后再拔牙，以免拔牙的创伤性刺激引起感染扩散，导致严重的全身并发症甚至败血症的发生。

9）月经期：月经期患者拔除智齿尤其是拔除复杂阻生智齿可能引起代偿性出血，建议暂缓拔牙。

10）妊娠期：对于妊娠期患者，一般不主张拔除智齿，但如果智齿给患者带来极大的痛苦，患者及家属又强烈要求拔除的，应选择在妊娠 4~6 个月期间拔除为宜，因妊娠前 3 个月时易发生流产，后 3 个月时易发生早产。术前应请产科医师会诊、做好预防措施并在患者及家属签署知情同意书后方可拔牙。对拔除困难、张口受限、配合欠佳的复杂阻生智齿患者，则应选择保守治疗，以免发生不必要的医疗纠纷。

（2）正常萌出且与对颌智齿有良好咬合关系的正位智齿（图 2-1-11）。

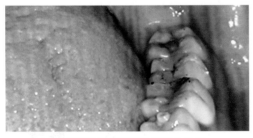 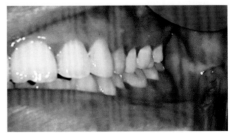

A. 智齿正常萌出有良好咬合关系　　　　　　B. 咬合片所见咬合关系良好

图 2-1-11　正常萌出且与对颌智齿有良好咬合关系的正位智齿

（3）切除冠部龈瓣后与对颌牙可建立正常咬合关系的智齿（图 2-1-12）。

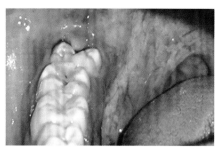

A. 阻生智齿远中部分牙龈覆盖

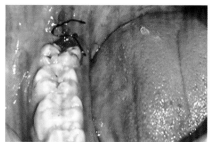

B. 切除远中牙龈

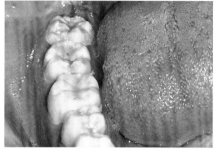

C. 切除牙龈后1周

图 2-1-12　切除冠部龈瓣后与对颌牙可建立正常咬合关系的智齿

(4) 可替代第二磨牙与对颌建立咬合关系的智齿(图 2-1-13)。

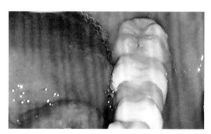

A. 双侧下颌第一磨牙缺失,智齿与对颌咬合关系良好

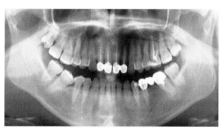

B. X线片显示阻生智齿与对颌第二磨牙咬合关系良好

图 2-1-13　与对颌建立咬合关系的智齿

(5) 可以作为移植供牙的智齿:在第一或第二磨牙龋坏严重无法保留时,如智齿形态、位置良好,可作为移植供牙(图 2-1-14、图 2-1-15)。

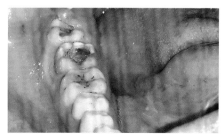

A. 右侧下颌第二磨牙龋坏、近远中向纵裂,已无法保留,智齿垂直位远中龈阻生

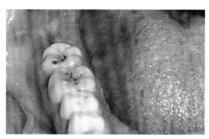

B. 智齿移植于第二磨牙区术后1个月

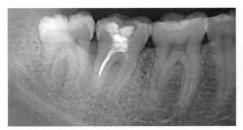

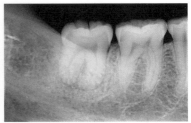

C. 术前 X 线片 　　　　　　　　　　　D. 移植术后 1 个月 X 线片

图 2-1-14　第二磨牙龋坏严重已无法保留时,用阻生智齿行自体移植

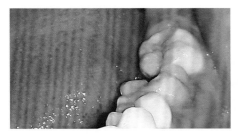

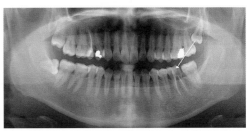

A. 左下颌第一磨牙龋坏严重已无法保留　　　B. X 线片示左下颌第一磨牙残冠,对颌智齿前倾位阻生

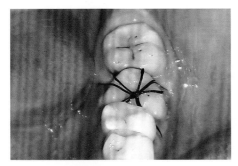

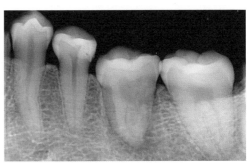

C. 移植后即刻缝线固位 　　　　　　　　D. 对颌智齿移植术后即刻 X 线片

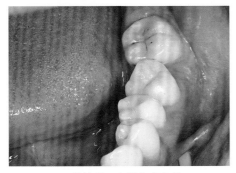

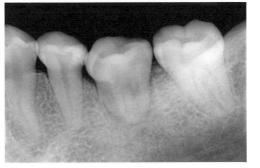

E. 移植后 3 个月临床表现 　　　　　　　F. 移植后 3 个月 X 线片

图 2-1-15　第一磨牙龋坏严重已无法保留时,利用阻生智齿行自体移植

(6) 可作为基牙的智齿(图 2-1-16)。

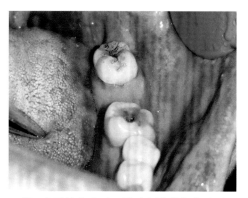

第二磨牙缺失,智齿可作为固定修复的基牙

图 2-1-16 可作为基牙的阻生智齿

第二节 拔牙手术器械

一、常用器械

1. 涡轮钻拔牙法必备器械

(1) 阻生智齿专用手机:阻生智齿专用手机是根据口腔深部智齿的位置而专门设计(图 2-2-1),机头与手柄呈钝角,配以加长的钻针(图 2-2-2),使用过程中机头部无须伸入口腔最深部即可磨到牙齿,完成横断牙冠甚至分根等操作。

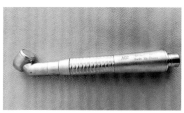

A. 阻生智齿专用手机(国产)

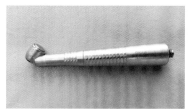

B. 具有大、小风轮两种型号阻生智齿专用手机(进口)

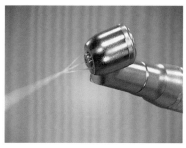

C. 具有三点喷水和防回吸功能的手机(国产)

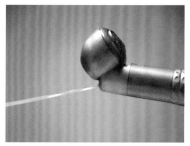

D. 一点喷水式手机(进口)

图 2-2-1 阻生智齿专用手机

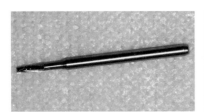
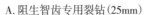
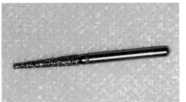

A. 阻生智齿专用裂钻(25mm)　　B. 修复科用的长金刚砂车针

图 2-2-2　阻生智齿专用的加长钻针

　　手机的冷却系统喷出的水柱可平缓分布于钻针周围,起
到了较好的冷却作用,手机前端无气,使用中不会将水汽喷
起而影响术者视线、污染术野,不会产生皮下气肿。因为手
机输出功率大、切割力强、切割速度快,因此使用阻生齿专用
手机来切割阻生智齿的牙冠、分开牙根以及去除智齿周边的
骨板具有效率高、创伤小等特点。

　　(2) 牙挺:用于拔除难以用牙钳直接拔除的阻生智齿或
智齿残根,使用时将牙挺插入牙颈部的根周膜间隙内,挺出
牙齿或牙根。根尖挺通常更细小,用来取折断的牙根。三角
挺常用来拔除双根牙,当一个牙根已经拔出后,用来去除牙
槽间隔以取出另外的牙根(图 2-2-3、图 2-2-4)。

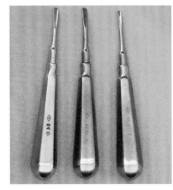

普通拔牙挺(分宽、中、窄三种)

图 2-2-3　直牙挺

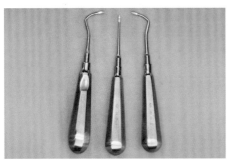

A. 根尖挺(直根尖挺和左右成对的弯根尖挺)

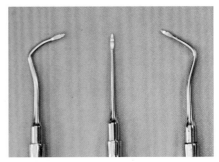

B. 除掏根外,根尖挺在智齿拔除术中还是挺
出牙冠的理想器械

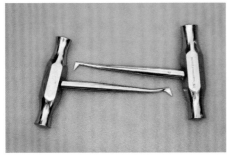

C. 三角挺

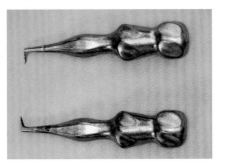

D. 牛角挺

图 2-2-4　各类牙挺

1) 直牙挺:用于挺松或挺出单独用牙钳难以拔出的较为牢固的牙齿,是阻生智齿拔除术中不可缺少的主要器械。

2) 根尖挺:通常更细小,用来取折断的牙根,分直根尖挺和左右成对的弯根尖挺,直根尖挺用于挺出牙根,而弯根尖挺在涡轮钻拔牙法中用于分冠后挺出钻开的牙冠或牙根。

3) 三角挺:挺喙呈三角形,分左右,成对,挺柄部呈丁字形。多用于在磨牙的一个牙根已经拔除时挺出另一个牙根或将其连同牙槽中隔一并挺出。在阻生智齿拔除中常用于牙冠去除后、牙根挺除阻力较大时挺松牙根、挺牙根向前移动或挺出牙根。

4) 牛角挺:左右成对,挺喙呈三棱形,且呈一小弧形,挺柄部呈一双葫芦形,便于手心握持。其作用与三角挺相似,但力量不如三角挺大,多用于掏取断根,有时可起到三角挺难以起到的作用,如在掏取位置较深的断根,特别是垂直位智齿位置较深且牙根又紧贴在邻牙远中根部的断根时(此时如用三角挺,易挺松或伤及邻牙牙根),喙尖上小弧形能使牙根离开牙槽骨壁(或远中根面)并向上脱位。

(3) 骨凿:根据凿刃形状,骨凿有单面凿、双面凿、凹凿(娥眉凿)等,但在钻拔法广泛使用的今天,骨凿的使用在逐渐减少,甚至消失。仅有少数骨凿通过改制,可以起到比原来更有效的作用,比如:

1) 凹凿(娥眉凿):用凹凿磨平凹面两边的轮和凸面的突起,抛光后成为"弯凿",在智齿拔除术中可作拉钩用,操作起来灵活方便且有多种用途,如在智齿与舌侧骨板粘连时,顺势将作拉钩用的弯凿翻过来置于智齿与骨板之间,稍加压力旋转或轻轻敲击即可将其分开(图2-2-5)。

2) 冲出器:是由平凿改制而成,将平凿的凿刃磨除呈钝头然后抛光即成"骨冲"。冲出器主要适用于冲出舌向中高位阻生智齿,也适用于冲出其他牙齿,如舌侧拥挤错位的前磨牙、下前牙(无法用钳夹持或不便用挺者)。冲出器也可由根尖挺磨除挺尖成钝头而制成(图2-2-6)。

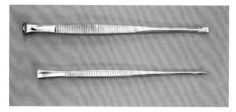

凹凿

图2-2-5 改制后的凹凿(娥眉凿)

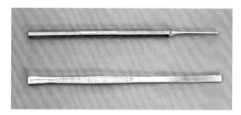

骨冲(工作端为圆、扁两种)

图2-2-6 冲出器

(4) 咬骨钳、骨锉:拔除下颌阻生智齿后,舌侧骨板偶尔可能有锐利的骨尖出现,可用咬骨钳将骨尖去除或用骨锉将骨尖锉平(图2-2-7)。

(5) 刮匙:刮匙主要用于刮除拔牙创内遗留的碎骨片、牙碎片或邻牙远中牙颈部存留的牙石、龋坏表层腐质碎物(图2-2-8)。

(6) 骨膜分离器:用于翻开颊侧黏骨膜瓣(图2-2-9)。

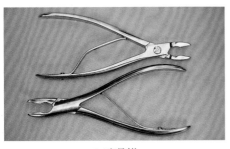

A. 咬骨钳

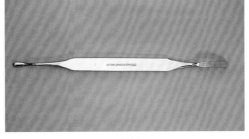

B. 骨锉

图 2-2-7　咬骨钳及骨锉

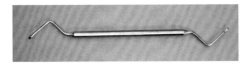

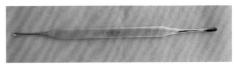

图 2-2-8　刮匙

图 2-2-9　骨膜分离器

(7) 骨锤:骨锤在翻瓣凿骨法拔除阻生智齿术中为凿骨、劈开、增隙、冲出不可缺少的器械,在钻拔法拔除阻生智齿术中也仍然不可完全摒弃,在有些操作中骨锤仍然能起到事半功倍的效果,例如舌向位智齿用冲出法和某种情况下增隙等操作(图 2-2-10)。

(8) 牙龈分离器:拔牙术中为避免软组织撕裂,拔牙前需要用牙龈分离器沿牙冠周围将牙龈与牙齿分离(图 2-2-11)。

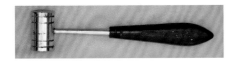

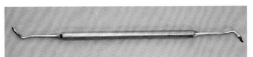

图 2-2-10　骨锤

图 2-2-11　牙龈分离器

2. 牙钳　阻生智齿拔除中使用牙钳的目的是在用牙挺挺松牙齿后将阻生智齿拔出,或将已经松动的牙齿从牙槽窝中取出。临床医师大多有各自的使用习惯,因此牙钳的选择主要是在所在科室的现有条件下灵活选择与所拔牙齿相适应的、方便操作的牙钳。本书只介绍拔除第三磨牙时常用的牙钳(图 2-2-12)。

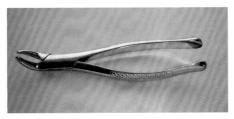

A. 下颌前磨牙牙钳

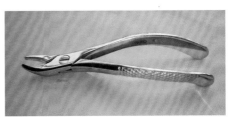

B. 上颌前磨牙牙钳

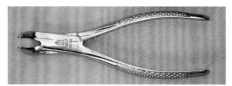

C. 下颌根尖钳

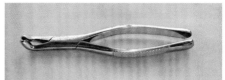

D. 上颌根尖钳

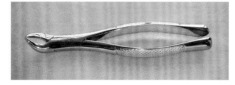

E. 牛角钳

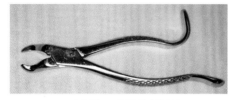

F. 下颌第三磨牙钳

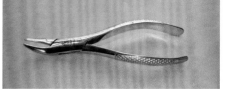

G. 上颌第三磨牙钳（常规）

H. 乳牙上颌根尖钳

图 2-2-12　各类牙钳

二、辅助器械

（1）手术刀柄、刀片：用于切开覆盖阻生智齿的牙龈组织（图 2-2-13）。

（2）拉钩：用于牵拉颊部或翻开的黏骨膜瓣（图 2-2-14）。

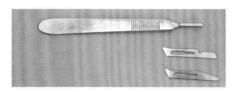

从上到下依次为刀柄、圆刀片、尖刀片

图 2-2-13　手术刀柄、刀片

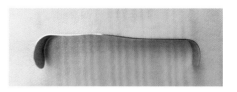

图 2-2-14　拉钩

（3）吸引器头：用于吸除唾液、血以及磨牙过程中牙钻喷出的水，有时也可用于吸出挺松的牙冠、牙根以及拔牙窝内的碎牙片（图 2-2-15）。

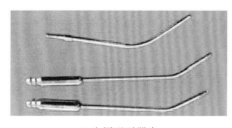

A. 金属吸引器头

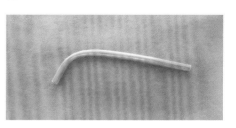

B. 一次性吸引器管

图 2-2-15　吸引器头

(4) 线剪和组织剪:用于剪断缝合线(有弯、直两种型号),临床上以弯剪常用(图 2-2-16)。

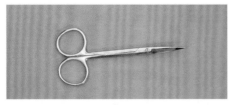

A. 弯剪   B. 直剪

图 2-2-16　线剪

(5) 持针器、缝合针及缝合线:用于拔牙术后缝合牙龈,减小创面(图 2-2-17)。

(6) 小弯血管钳:拔除埋伏智齿三角切龈时用于夹持龈瓣(图 2-2-18)。

(7) 口镜、镊子、探针:口腔检查时用于牵拉口角、夹取棉球或纱布等物品,探查牙齿并可替代牙龈分离器(图 2-2-19)。

(8) 局麻药注射器:用于拔牙时局部麻醉或传导阻滞麻醉(图 2-2-20)。

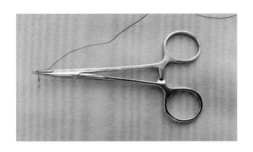

图 2-2-17　持针器、缝合针及缝合线

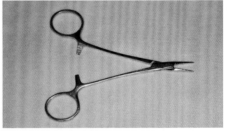

图 2-2-18　小弯血管钳

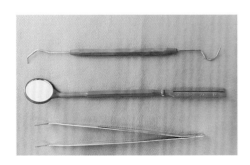

图 2-2-19　探针、口镜、镊子

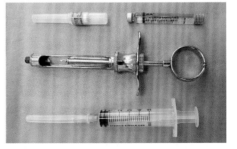

图 2-2-20　注射器、麻醉药

第三节　询问病史、术前检查及知情同意书

一、病史询问

(1) 全身病史:对要求拔除阻生智齿但年龄较大(一般在 40 岁以上)的患者,要注意询问

有无术中可能发生心血管意外的疾病,如高血压、心脏病及心血管手术(如心血管搭桥手术)史等。

(2) 有无与拔牙出血有关的各种血液系统相关疾病,如白血病、血友病、血小板减少性紫癜、肝硬化等。

(3) 有无长期应用抗凝血药物、激素类药物或有无药物过敏史。

(4) 有无慢性消耗性疾病,如糖尿病、慢性肾炎等。

(5) 拔牙史,特别是要注意询问患者对局麻药的反应,有无麻药过敏史和术中、术后出血情况等。对女性患者还要注意是否在妊娠期和月经期。

二、术前临床检查

(1) 口外检查:检查患者的面部是否对称,面部皮肤有无红肿、皮瘘,颊部、颌下有无肿大的淋巴结。检查患者的开口度,注意有无张口困难。对有张口困难而又需要拔除智齿的患者,要充分考虑智齿拔除的难度,以免术中因操作困难无法拔除而被迫中断手术。

(2) 口内检查:检查第三磨牙的萌出情况,冠周有无急、慢性炎症。注意第二磨牙有无龋坏及牙周病变,判断是否应在拔除第三磨牙前后予以治疗。如果智齿冠周组织存在急性炎症,应该先进行抗炎治疗,待急性期过后再行拔牙。

三、辅助检查

(一) 影像学检查

阻生智齿仅凭临床检查所暴露的部分牙冠很难推断阻生智齿的空间位置及其牙根的情况,所以拔牙术前的影像学检查是必不可少的。影像学检查的目的在于明确阻生智齿位置的高低、智齿阻生的方向、牙根的数目和形态,如牙根有无弯曲或肥大,牙根分叉的大小,牙根的长短以及与周围骨质有无粘连,牙根与下牙槽神经管的距离及重叠情况,阻生智齿与邻牙的关系等。

临床上常用的影像学检查方法有:

(1) 根尖片:根尖片在拍照时能直接紧贴智齿进行投照,影像失真较小,可以显示细微的结构,对观察牙根与牙槽骨间关系变化有利。但由于胶片面积较小(胶片大小为3cm×4cm),且需患者高度配合,有时难以完整显示智齿与下牙槽神经管的关系,甚至不能包括完整的智齿(受患者配合程度、投照角度、投照技术等因素影响)。

(2) 曲面体层X线片:可以获得全口牙齿的影像,查看对颌或对侧有无智齿及其生长状况。能观察到智齿与下牙槽神经管的关系、智齿与邻牙牙根的情况及智齿周围的骨质情况(有无硬化致密等改变),同时观察第二磨牙的牙根情况。但曲面体层X线片由于影像总体放大,故失真较大,尤其在判断阻生智齿的位置时,应根据临床检查或术中所见的牙位高低来决定,而曲面体层X线片所显示的情况仅能作为参考(图2-3-1)。

(3) X线计算机体层成像

1) 传统的颌骨CT:可提供三维立体影像,避免了影像的重叠,可对阻生智齿进行明确定位,很好地显示牙齿间的空间关系,显示牙齿的颊侧或舌侧移位。但由于射线剂量较大以及费用较高,多用于疑难病例的诊断和术前准备,不作为常规检查手段(图2-3-2)。

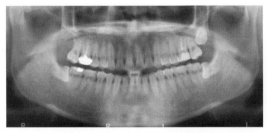

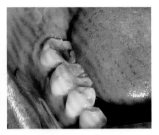

A. 曲面体层 X 线片所显示智齿高位阻生　　　B. 临床检查智齿埋伏

图 2-3-1　智齿 X 线表现与临床表现不符

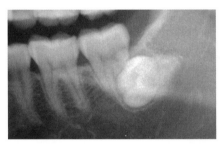

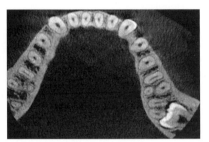

A. 曲面体层 X 线片仅显示智齿与邻牙重叠　　　B. CT 片清楚显示智齿与邻牙根部的关系

图 2-3-2　颌骨 CT

2) 锥形束 CT:锥体束 CT(cone beam CT,CBCT)主要用于口腔科,可提供三维影像,避免了影像的重叠,图像清晰直观,基本无失真及变形,可以精确地显示阻生智齿牙根的一些细节信息,如牙根的数目、弯曲程度、方向、牙根与下牙槽神经管间的位置关系,明确显示其位于下牙槽神经管的颊侧或舌侧以及牙根与下牙槽神经管之间的骨质厚度,对于术前评估拔牙手术是否对下牙槽神经造成损伤具有较高价值(图 2-3-3)。

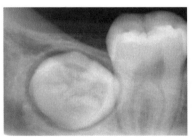

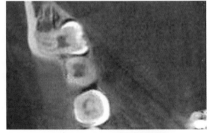

A. X 线片难以确定智齿的方向　　　　B. CBCT 可明确显示智齿的方向

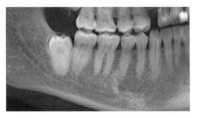

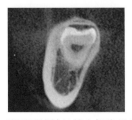

C. CBCT 示智齿根尖接近下牙槽神经管　　　D. CBCT 示下牙槽神经管在智齿根尖下方

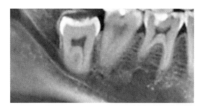 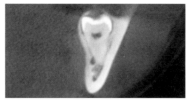

E. X 线片难以判断智齿根尖在下牙槽 　F. CBCT 可清楚显示下牙槽神经管在
　神经管哪侧 　　　　　　　　　　　　智齿根尖舌侧

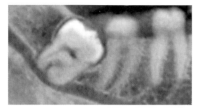 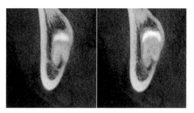

G. X 线片难以判断智齿根尖在下颌神 　H. CBCT 可清楚显示智齿根尖进入下
　经管哪侧 　　　　　　　　　　　　　牙槽神经管内

图 2-3-3　CBCT 可明确下牙槽神经管与阻生智齿牙根关系

　　锥形束 CT 还可以清楚地显示上颌阻生智齿的牙根与上颌窦的关系,可清楚地观察到第
二磨牙的牙根吸收情况,对于治疗方案的制定具有重要的意义(图 2-3-4)。但因为锥体束 CT
费用偏高,设备昂贵,目前尚未普及使用。

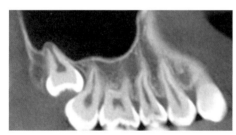 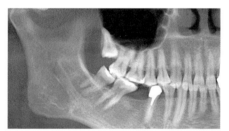

A. 上颌阻生智齿根尖已突入上颌窦内 　　B. 上颌阻生智齿参与组成上颌窦的后壁

图 2-3-4　CBCT 可清楚显示上颌阻生智齿与上颌窦的关系

(二) 其他辅助检查

　　必要时对患者进行如下的血液方面的检查:全血细胞分析,凝血功能、肝脏功能、肾脏功
能的检测,肝炎、艾滋病、梅毒的血清学检测。心脏病患者进行心电图或心脏功能检查。

四、知情同意书签署

　　拔牙手术知情同意书上记录患者的全身系统病史及长期用药史,简明扼要地向患者介
绍拔牙的大致过程,告知患者拔牙中可能用到的器械及可能产生的不适感,让患者提前做好
心理准备。告知患者术中及术后可能出现的并发症及处理原则,做到让患者知情同意,避免
或减少医疗纠纷的发生(表 2-3-1)。

表2-3-1 阻生智齿拔除术知情同意书

一、患者基本情况	姓名		性别		年龄		病历号	
联系电话			家庭住址					
智齿阻生情况								
X线片号			X线表现					
拟执行的手术名称		(牙位)阻生智齿拔除术						

二、既往病史

1. 全身病史,如高血压、心脏病、心血管手术(如心血管搭桥手术)等。

2. 有无与拔牙出血有关的各种血液病,如白血病、血友病、血小板减少性紫癜或肝硬化等。

3. 有无长期应用抗凝血药物、激素类药物史。

4. 有无慢性消耗性疾病,如糖尿病、慢性肾炎等。

5. 拔牙史,有无麻药过敏史,术中及术后出血史等。

既往病史现在恢复情况:①痊愈　②好转　③恢复中

长期用药史	否　是　(药物名称:　　　　　　　　　　　　)		
月　经　期	否　是	妊娠情况	否　是(妊娠时期:　　　　　)

三、术中可能出现的并发症

麻醉并发症	晕厥　过敏　中毒　血肿	
心脑血管意外	心律失常　心绞痛　心肌梗死　脑梗死　脑出血	

牙根折断:根据折断情况决定是否取出	牙槽骨骨折:必要时需行颌间结扎或坚强内固定

邻牙和(或)对颌牙损伤	颞下颌关节损伤	邻近软组织损伤(如口唇、牙龈、舌损伤)
牙根进入上颌窦	出血(必要时需压迫或缝扎止血)	皮下气肿

四、术后可能出现的并发症

手术后疼痛	手术后局部肿胀,张口受限		继发出血
邻牙松动或神经坏死	手术后感染	干槽症	下唇、颏舌麻木

五、其他情况(术中、术后可能出现预料以外的情况发生,需要患者、家属理解,配合医生采取积极措施进行治疗)

六、签字　患者是否对上述情况知情同意:是　　　否

患者是否同意手术:是　　　否　　　　　　　　　　　　　　患者签字:

医师签字:　　　　　　　　　　　　　　　　　　　手术日期:　　年　　月　　日

第 三 章

阻生智齿的阻力分析及涡轮钻
拔牙法的基本原则

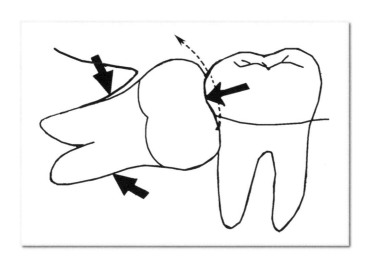

第一节 阻生智齿的阻力分析

拔除阻生智齿较拔除其他牙齿复杂的原因很多,但阻碍智齿脱位的阻力主要有以下几点:一是因为有邻牙的阻挡,即邻牙阻力;二是有牙槽骨和冠部软组织不同程度的阻挡,即冠部阻力;三是由于智齿萌出较晚,智齿萌出过程中受阻,牙根的发育出现变异和畸形而形成的根部阻力(图3-1-1)。

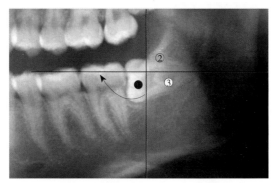

①邻牙阻力　　②冠部阻力　　③根部阻力

图3-1-1 阻碍智齿脱位的主要阻力

一、邻牙阻力

邻牙阻力指在牙齿挺出过程中,阻生智齿牙冠抵于第二磨牙远中而不能用牙钳拔除或用牙挺挺出者。邻牙阻力多见于前倾位和水平位阻生智齿(图3-1-2)。

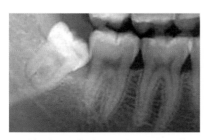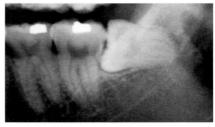

A. 前倾位阻生智齿的近中牙尖抵于第二　　B. 水平位阻生智齿咬合面抵于第二磨牙远中
　磨牙远中

图3-1-2 邻牙阻力X线片

前倾位阻生智齿的近中牙尖抵触于邻牙远中牙颈部者,挺出时邻牙阻力较大,常需要去除受阻部位牙尖才能挺出;水平位阻生齿的𬌗面抵触于邻牙远中面最突点以下时,挺出时阻力主要来自邻牙,需去除近中受阻挡部位整个牙冠。判断邻牙阻力大小,除依据X线片显示的两牙相抵的紧密程度外,亦与牙位高低、牙根长短有关。因此,判断邻牙阻力应根据两牙相抵情况、牙位高低、牙根长短三种情况进行综合分析(图3-1-3)。

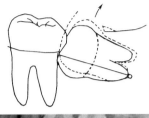
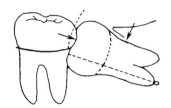
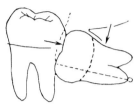
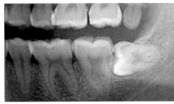
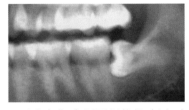
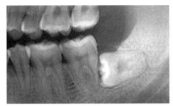

A.智齿牙根较短、牙位较高,挺出时向上后方转动牙齿弧度相对较小,阻力小

B.虽为高位,但因牙根较长,挺出时转动牙齿弧度大,阻力大

C.牙根虽较短,但位置低,挺出时转动牙齿弧度和移动距离都大,远中骨阻力及邻牙阻力都大

图 3-1-3　邻牙阻力分析

上图中三种牙位的阻生智齿牙冠与邻牙抵触情况类似,但图3-1-2A由于智齿牙根较短、牙位较高,钻拔法用钻磨除近中牙冠即可用牙挺直接向上挺出患牙;图3-1-3B阻生智齿虽亦为高位,但因牙根较长,即使用钻磨除近中牙冠,挺出时牙齿虽然向前移动,但向上挺出时邻牙仍会产生阻力,难于挺出,常需继续磨除近中阻力后方能挺出(图3-1-4)。图3-1-3C阻生智齿牙根较短,但位置低,较多地埋伏于骨组织,即使用钻磨除近中牙冠后,挺出时转动牙齿的弧度和移动距离都大,远中骨阻力大且产生邻牙阻力亦大,牙齿虽然向前移动,但向上挺出时难以向上转动,需要去除远中骨质或多次分牙方能拔除。

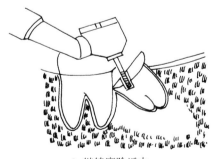

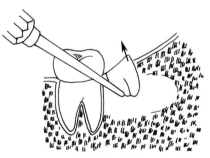

A.继续磨除近中

B.去除阻力后挺出

图 3-1-4　阻生智齿继续磨除近中示意图

二、冠部阻力

冠部阻力可分为软组织阻力和骨组织阻力。

(1) 冠部软组织阻力:指龈瓣覆盖部分或全部智齿冠部(常见于垂直位智齿)或冠颈部(常见于前倾位智齿)。

软组织阻力对拔除智齿阻碍并不像骨组织那样大,而且很容易判断。冠部远中龈瓣覆盖不多者常无阻力,拔牙时不需切开,龈瓣覆盖超过冠部一半者常有阻力,拔牙时需将远中牙龈剪开避免撕伤。事实上软组织阻力在拔牙用挺过程中并不足以阻碍牙齿的脱位,将其剪开、切开或切除是为了术中暴露智齿并防止软组织撕伤(图3-1-5)。

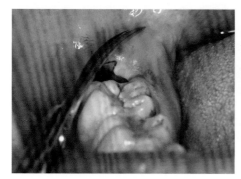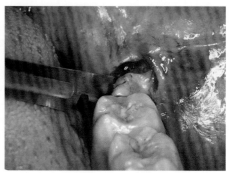

A.将远中牙龈剪开避免牙龈撕伤   B.三角形切除牙龈组织暴露智齿

图3-1-5　剪开或切除牙龈以避免损伤

(2) 冠部骨阻力:冠部有无骨阻力主要应根据临床所见牙位高低和骨覆盖多少判断。高位阻生智齿冠部骨组织常无覆盖而无骨阻力;低位阻生智齿冠部大部分被骨组织覆盖因而有骨阻力。垂直位阻生智齿冠部骨阻力多在智齿远中,前倾位和水平位阻生智齿冠部骨阻力多在智齿远中和颊侧(图3-1-6)。冠部骨阻力的X线片判断与临床所见常存在差异(图3-1-7)。

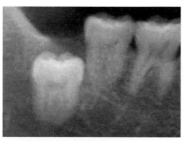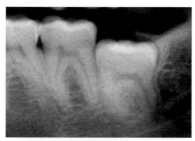

A.垂直位阻生智齿冠部骨阻力在远中   B.垂直位阻生智齿冠部骨阻力在远中

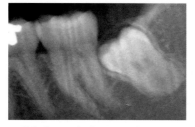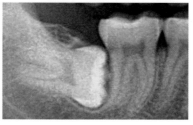

C.前倾位阻生智齿骨阻力多在远中和　　D.水平位阻生智齿骨阻力多在远中和
　颊侧　　　　　　　　　　　　　　　　颊侧

图3-1-6　垂直位、前倾位和水平位阻生智齿骨阻力所在部位

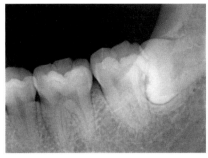
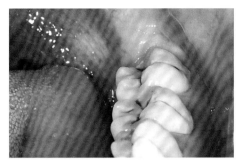

A. X 线片所见阻生智齿冠部位置应萌出　　　　B. 临床所见智齿完全埋伏

图 3-1-7　X 线片与临床表现间存在差异

　　舌向位阻生智齿已部分萌出于软组织者,冠部常无骨阻力;远中倾斜位和颊侧位阻生智齿,冠部骨阻力常分别在远中和颊侧(图 3-1-8)。

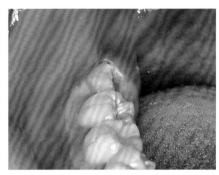
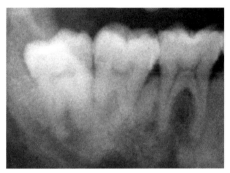

A. 舌向位阻生智齿已部分萌出于软组织,冠部常无骨阻力　　　　B. 远倾位和颊侧位阻生智齿,冠部骨阻力常分别在远中和颊侧

图 3-1-8　舌向位、远倾位和颊侧位阻生智齿的骨阻力情况

三、根部阻力

　　根部阻力亦可称根部骨阻力或牙根阻力。根部阻力主要根据 X 线片分析,阻力大小与牙位、牙根数目、牙根形态、根尖形态、根周骨组织情况有关。

　　牙根阻力以多根牙、根分歧过大、特长根、U 形根、牙颈部倒凹大者阻力较大(图 3-1-9)。根尖区以近中弯曲、多向弯曲、根尖肥大者牙根阻力较大。

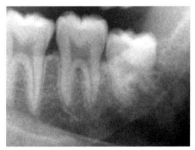
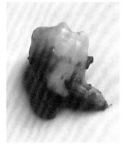

A. X 线片示根弯向远中　　　　B. 离体牙与 X 线示符合,但多根、弯曲

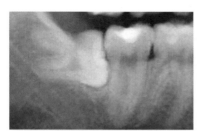

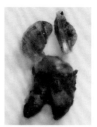

C. X线片示根分叉大

D. 离体牙示牙根长
且分叉大

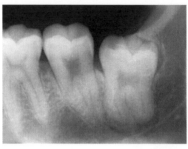

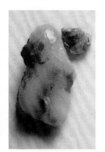

E. X线示冠、根均有阻力,牙颈部倒凹大

F. 三根尖相互弯,
牙颈部倒凹大

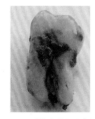

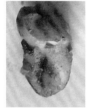

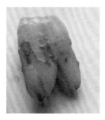

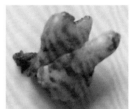

G. 双根尖相互弯
曲,内含牙槽骨

H. U形根

I. 八字形根

J. 多根肥大

图3-1-9　根部阻力较大者的智齿形态

　　单根牙、根分叉不大者、合并根、融合根、特短根、锥形根阻力较小。若根尖区向远中弯曲、无弯曲或根尖未形成,则阻力也较小(图3-1-10)。

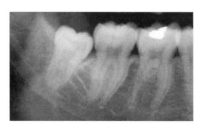

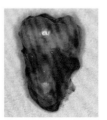

A. 融合根

B. 融合根呈锥形

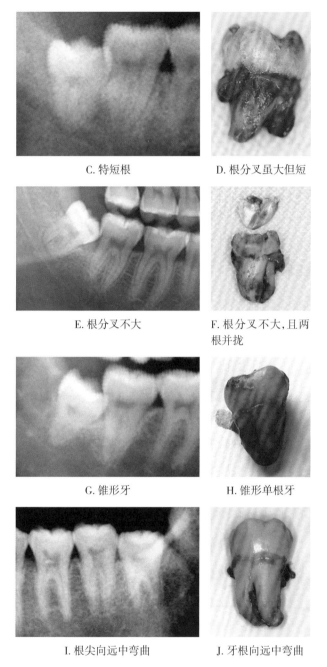

C. 特短根　　　　　　　　D. 根分叉虽大但短

E. 根分叉不大　　　　　　F. 根分叉不大,且两
　　　　　　　　　　　　　　根并拢

G. 锥形牙　　　　　　　　H. 锥形单根牙

I. 根尖向远中弯曲　　　　J. 牙根向远中弯曲

图 3-1-10　根部阻力较小的智齿形态

　　根周骨阻力以骨质增生和牙根有骨粘连者阻力较大,根周骨质疏松、有炎症性骨吸收者阻力较小。

四、正确分析阻生智齿的阻力来源

　　综上所述,拔牙时的阻力主要为邻牙阻力、冠部阻力、根部阻力。有的阻生智齿可同时存在邻牙阻力、冠部阻力、根部阻力(图 3-1-11)。

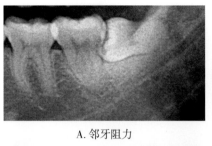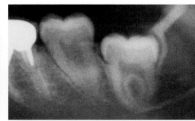

A. 邻牙阻力　　　　　　　　　　　　B. 远中冠部阻力

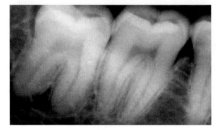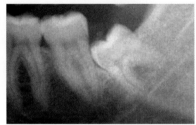

C. 根肥大根部阻力大　　　　　D. 邻牙阻力、冠部阻力和根部阻力同时
存在

图 3-1-11　阻力存在的不同情况

　　阻生智齿的阻力分析并非完全可靠。即使是有经验的医师,也只能是在多数情况下分析正确,而少数情况下分析结果可能不符合实际。有时术前分析有邻牙或骨阻力者,术中却顺利挺出,而有时术前认为阻力不大者,拔牙时却很难拔出,这是因为术前 X 线片只能显示其概况。除 X 线片所显示的情况外,还需考虑其他因素如患者年龄、性别、邻牙的形态位置、是否为特殊位置阻生智齿、椅位高低、医师技术水平熟练程度、用挺姿势、器械质量、插挺部位、用力方式等。临床医师还应该结合临床检查以及临床经验设计出有效的拔除方法。一般来说,如果仅用牙挺或牙钳就能拔除者,可以认为阻力不大或无阻力。需用分牙或去骨拔除者,认为有阻力或阻力较大。

　　阻生智齿拔除虽然情况比较复杂,但还是有一定规律可以遵循。术前一定要进行阻力分析,根据阻力情况设计拔除的方法。有关阻生智齿拔除的书籍都会提及如何进行拔牙设计,但均是以翻瓣凿骨为出发点去分析阻力并设计相应的拔除方法,而涡轮钻拔除法与翻瓣凿骨法相比,不仅拔除阻生智齿的操作顺序不同,拔牙术中智齿移动方式、过程亦不相同。如劈开法劈开的是一条线,首先挺出的是牙根部分,牙根不能前移,常需要去骨,而钻拔法磨出的是一沟槽,分牙后首先挺出的是牙冠部分,牙根可以前移,一般不需要去骨。所以,分析智齿阻力来源及大小还应根据采取何种拔牙方法来判断,同样的一个阻生智齿,采取不同的拔除方法,它们所需要去的阻力可能会有很大的不同。如下面的一个阻生智齿,可有三种拔除方法:①劈开法:切开、翻瓣、去骨(凿)、劈开、挺除;②钻拔法:切开翻瓣、去骨(钻)、分牙、挺出;③直接分牙拔除法:分牙拔除法(潜钻),可不切开、不翻瓣、不去骨拔除(图 3-1-12)。

　　总之,正确分析阻生智齿的阻力来源,采取适宜的拔除方法,可以避免手术盲目去骨,减少不必要的手术创伤,缩短手术时间,减少手术并发症。

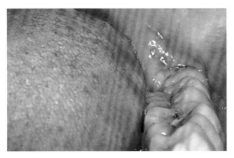

A. 水平智齿仅露出远中牙冠

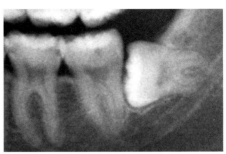

B. X 线显示阻生智齿水平中位

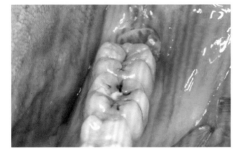

C. 直接分牙法并未切开、翻瓣、去骨拔除

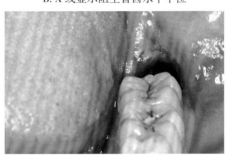

D. 智齿拔除，牙槽窝完好

图 3-1-12　同样的阻生智齿的不同拔除方法

第二节　涡轮钻拔牙的基本原则

　　传统翻瓣凿骨法拔除阻生智齿的手术思路是：切开、翻瓣、凿骨、劈开、挺出。例如，在拔除近中位阻生智齿时使用翻瓣凿骨法，首先需要暴露阻生智齿颊侧沟，这就需要切开翻瓣或去骨暴露颊侧沟才能放置骨凿将近中牙冠劈开，但劈开的仅仅为一条劈开线，劈下的牙冠不可能首先挺出，首先挺出的应是远中牙根部分，而且牙齿移动的方向是上、向远中移动，由于阻生智齿远中牙颈部以下有骨质覆盖，所以虽然近中阻挡部位牙冠已经劈掉，仍需要去除骨的阻挡，才能将牙根挺松、转动并拔出，这样就增加了拔牙带来的创伤和操作的复杂程度（图3-2-1）。

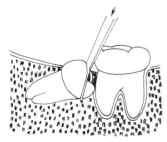

A. 劈开法劈开的是一条劈开线

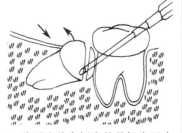

B. 劈开法首先挺出的是智齿远中部分，智齿阻力虽然已经劈开但牙颈部以下骨阻挡仍难以挺出

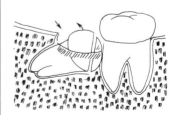

C. 需要去除牙颈部周围牙槽骨

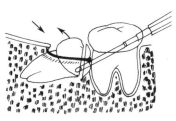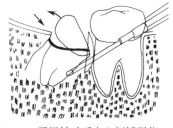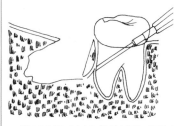

D. 去骨后才能挺牙齿向上向远中转动　　E. 牙根转动后向上挺撬脱位　　F. 劈开法最后挺出的是被劈下牙冠

图 3-2-1　劈开法拔除阻生智齿示意图

涡轮钻法拔除阻生智齿,不需要暴露劈开线即可以进行分牙,在牙冠横断后,首先挺出的是牙冠。牙冠取出后,邻牙与阻生智齿牙根之间自然留出一可供牙根前移的间隙,此时于颊侧近中插挺,挺牙根向前方间隙内移动。因牙根一般呈锥形,去除牙冠后使得牙体长度缩短,体积也随之变小,牙根向前移位和向上脱位时,自然就避开了骨的阻力而被挺出。可以用钻随意、准确、有效地进行分牙,去除阻生智齿冠阻力,因此除少数低位完全埋伏阻生智齿外,对已经有部分牙尖萌出的高、中位阻生智齿(图3-2-2),以潜钻法先分牙、多分牙,以三角切龈代替翻瓣或小翻瓣,少去骨、不去骨或不首先去骨的拔除方法。通过充分发挥涡轮钻的优势,尽可能地减少对阻生智齿周围的软硬组织的损伤。

鉴于翻瓣凿骨法与涡轮钻法拔除过程的不同,采用涡轮钻拔除阻生智齿就应该严格遵

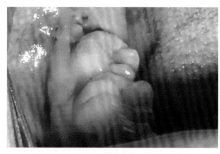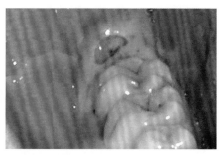

A. 垂直中位阻生智齿根阻力不大时,剪开远中牙龈即可用挺出法拔除

B. 前倾高、中位(该例为中位)阻生智齿可直接使用涡轮钻先分牙拔除

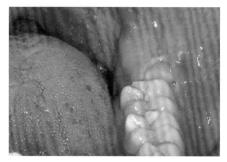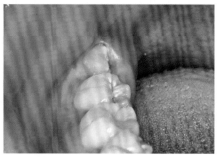

C. 水平高、中位(该例为中位)阻生智齿可直接使用涡轮钻分牙法拔除

D. 舌向中位阻生智齿可剪开远中牙龈用冲出法拔除

图 3-2-2　以潜钻法先分牙、不去骨或不首先去骨即可拔除的各类阻生智齿

循:"少去骨多分牙,以尽量减少创伤"为原则。

　　涡轮钻法可最大限度地减少对阻生智齿周围软组织以及骨组织的损伤。如果阻生智齿的牙冠已经部分萌出,则可以不切龈,直接用涡轮钻分牙拔除阻生智齿(图 3-2-3);如果阻生智齿已经萌出于牙槽骨,仅仅牙龈覆盖,则只需三角形切龈即可后用钻分牙拔除(图 3-2-4)。对于完全埋伏(牙龈埋伏或骨内埋伏)的阻生智齿,则采取三角形切龈后直接分牙拔除,或三角形切龈后去骨、分牙的方法拔除(图 3-2-5)。

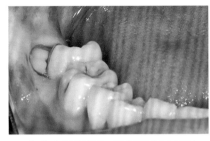

A. 智齿水平位阻生,部分牙冠已经萌出

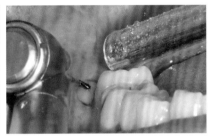

B. 直接用涡轮钻在外露的牙冠上分牙

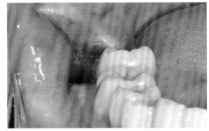

C. 智齿拔除后的牙槽窝完整,未扩大

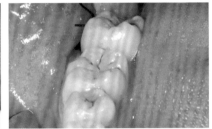

D. 缝合一针以缩小创面

图 3-2-3　智齿的牙冠已经部分萌出,直接用涡轮钻分牙法拔除

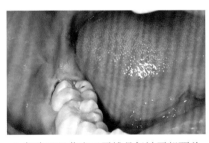

A. 智齿已经萌出于牙槽骨但被牙龈覆盖

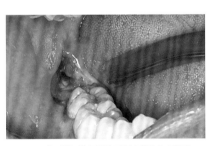

B. 三角形切除牙龈可暴露智齿牙冠

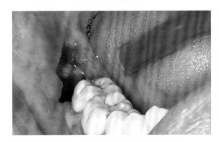

C. 分牙拔出后的拔牙窝

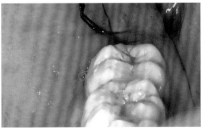

D. 术后缝合牙龈 1~2 针

图 3-2-4　牙龈埋伏阻生:已经萌出于牙槽骨但被牙龈覆盖的智齿,采用三角形切龈后直接分牙拔除

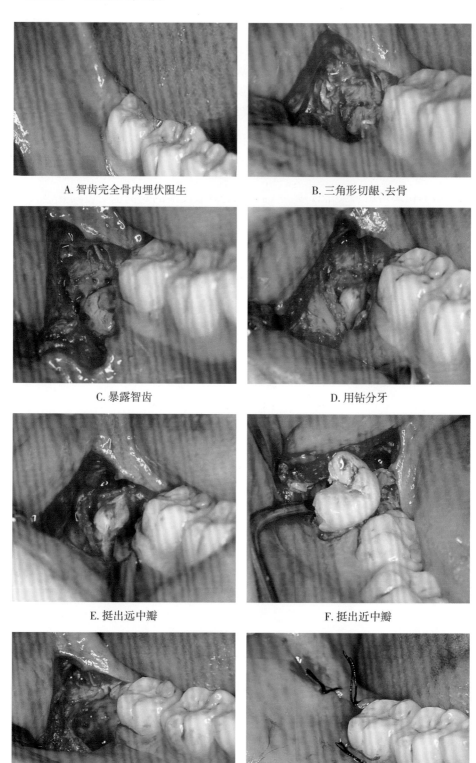

A. 智齿完全骨内埋伏阻生

B. 三角形切龈、去骨

C. 暴露智齿

D. 用钻分牙

E. 挺出远中瓣

F. 挺出近中瓣

G. 清理牙槽窝

H. 缝合牙龈,关闭拔牙创

图 3-2-5　完全骨内埋伏的阻生智齿,采用三角形切龈、去骨、分牙的方法拔除

传统的翻瓣凿骨法翻起的黏骨膜瓣一般较大,且由于口镜或拉钩的反复牵拉刺激,用钻时常被钻针卷住造成损伤,可加重术后肿胀反应。三角形切龈可避免传统的翻瓣术对黏骨膜瓣的刺激,减少术后肿胀、张口受限等反应,还可避免皮下气肿的发生。笔者拔阻生智齿是从翻瓣凿骨法入门的,那时还没有涡轮钻,工作之初都是用翻瓣凿骨法拔除阻生智齿,后来涡轮钻在阻生智齿拔除术中开始应用,起初的方法是在翻瓣后用钻去骨、分牙拔除,方法步骤仍然是翻瓣凿骨法的思路,只是用钻代替了骨凿。这种方法与凿骨法相比较虽然震动减轻了,但是涡轮钻喷出的水和气对翻开的黏骨膜瓣有可能造成污染,还可直接喷入颊间隙内造成颊部皮下气肿等。在早期翻瓣钻去骨、分牙拔除时,笔者曾遇到过多例颊部皮下气肿的病例,采用三角形切龈后患者未出现皮下气肿,术后肿胀反应的病例也明显减少(图3-2-6)。

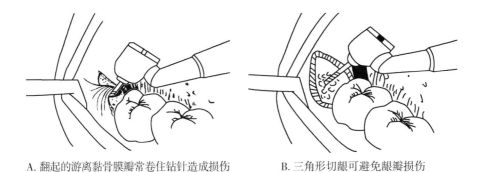

A. 翻起的游离黏骨膜瓣常卷住钻针造成损伤　　　　B. 三角形切龈可避免龈瓣损伤

图 3-2-6　三角切龈与传统翻瓣的比较

第 四 章

拔牙的常规步骤

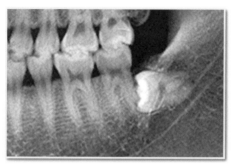

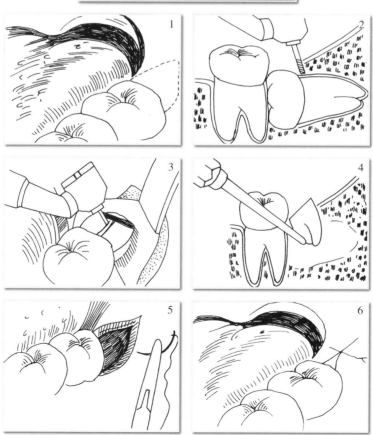

第一节 术前准备

一、体位、姿势和器械放置

(1) 患者体位:患者取半坐位,医师根据自身身高调整牙椅高度,使椅背稍向后仰,将牙椅调整到合适的位置(图 4-1-1)。

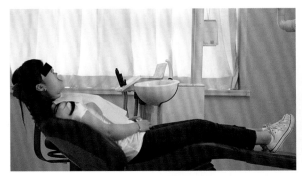
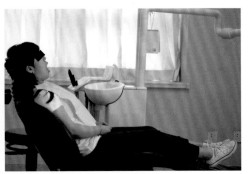

A. 拔除上颌牙时患者体位　　　　　　　B. 拔除下颌牙时患者体位

图 4-1-1　拔除患牙时患者体位

拔除上颌牙时,患者取半坐位,嘱患者头部应稍后仰,使患者在张口时上颌牙的殆平面约与地平面成 60° 角,患者上颌与术者的肩部约在同一水平。

拔除下颌牙时,应使患者张大口时下颌牙的殆平面与地面平行,患者的下颌与术者的肘关节在同一高度或下颌略低,便于术者上臂用力。拔牙时患者头部一般需转向术者,以便于手术操作。

(2) 医师体位及涡轮钻位置:现在的口腔治疗操作医师多习惯采取坐位,亦可取站立位。原则是以方便施力为佳。用涡轮钻分牙时,术者通常坐于(或立于)患者的右侧或右前方(7~9 点方向)。口内涡轮钻放置于合适的位置(图 4-1-2)。

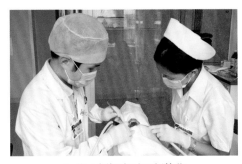
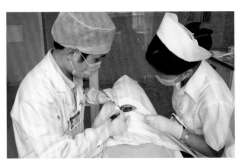

A. 拔上颌智齿时医师体位　　　　　　　B. 拔下颌智齿时医师体位

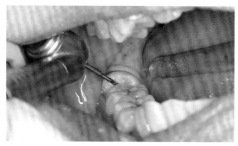

C.拔右下颌智齿时   D.拔左下颌智齿时

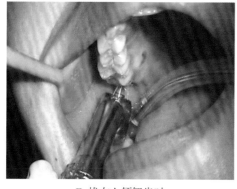
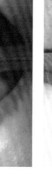

E. 拔右上颌智齿时   F.拔左上颌智齿时

图 4-1-2 医师体位及涡轮钻放置位置

使用牙挺挺出下颌阻生智齿时,术者常采用站立姿势,使肘部高于患牙,便于用力。比如挺出右下颌智齿时,术者应站立于患者的右后方,右手持挺,挺松智齿过程中,左手大拇指置于智齿与邻牙舌侧,可感知智齿的活动度,并有效防止牙挺滑脱;挺出左下颌智齿时,术者应站立于患者的右前方,右手持挺挺松智齿过程中,左手示指置于智齿与邻牙舌侧以便感知智齿的活动度,同时防止牙挺滑脱(图 4-1-3)。

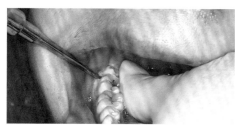
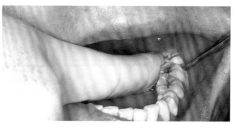

A.挺出右下颌智齿时医师的指位   B.挺出左下颌智齿时医师的指位

图 4-1-3 挺出下颌智齿时医师的指位

另外,用牙钳拔除下颌智齿时,如反握牙钳术者也可立于患者的右后方。

用牙挺挺出上颌阻生智齿时,术者根据挺出智齿的不同位置常采用站立姿势,注意使肘部低于患牙,便于上臂用力。如使用牙挺挺出右上颌智齿时,术者应坐于(或站立于)患者的右后方,右手持挺挺松智齿过程中,左手示指置于智齿与邻牙腭侧以感知智齿的活动度;挺出左上颌智齿时,术者应站立于患者的右前方,右手持挺挺松智齿过程中,左手示指(或拇指)置于智齿与邻牙腭侧以感知智齿的活动度。同时患者头部转向术者,以便于手术操作(图 4-1-4)。

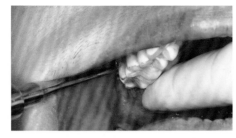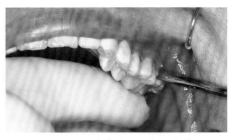

A. 挺出右上颌智齿时医师的指位　　　　　　B. 挺出左上颌智齿时医师的指位

图 4-1-4　挺出上颌智齿时医师的指位

(3) 助手体位及吸唾器放置位置:医师在使用涡轮钻拔下颌阻生智齿时,助手可采取坐位或站位,位于术者对侧,手持吸唾器及时吸出涡轮钻流出的冷却水和唾液。需要注意的是吸唾器的放置位置,如拔除左侧上颌智齿,吸唾器应置于左侧翼下颌皱襞处;拔除左侧下颌智齿时,吸唾器置于左侧下颌第二磨牙的颊侧或远颊轴角处;拔除右侧上颌智齿时,吸唾器置于右侧翼下颌皱襞处;拔除右侧下颌智齿时,吸唾器置于右侧下颌第二磨牙远舌轴角处(图 4-1-5)。

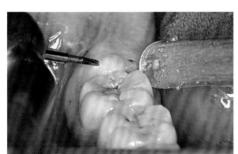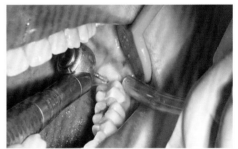

A. 拔除右下颌智齿时吸唾器的位置　　　　　　B. 拔除左下颌智齿时吸唾器的位置

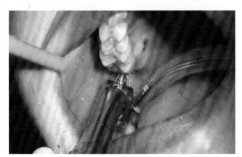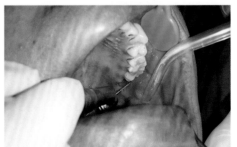

C. 拔除右上颌智齿时吸唾器的位置　　　　　　D. 拔除左上颌智齿时吸唾器的位置

图 4-1-5　吸唾器的正确放置

二、术区的准备

阻生智齿拔除术虽然是门诊手术,但与其他拔牙手术相比,创伤明显较大,术后并发症的发生率也较高,因此,术前消毒、铺巾是必要的(图 4-1-6)。

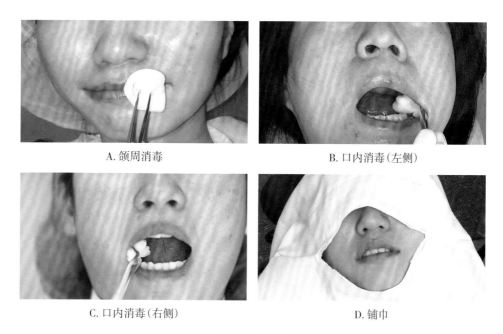

A. 颌周消毒   B. 口内消毒(左侧)

C. 口内消毒(右侧)   D. 铺巾

图 4-1-6 消毒铺巾

三、麻醉

(1)麻醉药物的选择:常用的局麻药物有以下几种。

1)利多卡因:局麻作用维持时间较长,1.5~2 小时;有较强的组织穿透性和扩散性,故既可用于神经阻滞麻醉,也可用于表面麻醉;是心脑血管病患者拔牙麻醉时较为安全的麻醉药;传导阻滞麻醉效果较理想;但利多卡因毒性大,使用时注意不要超量(一次最大剂量不超过 300~400mg)。

2)阿替卡因:商品名为必兰,组织穿透性和扩散性较强,麻醉起效快、效果好、用量少。

(2)麻醉方法的选择:常用的麻醉方法有以下几种。

1)下牙槽神经阻滞麻醉:患者大张口,下颌牙𬌗平面与地面平行,将注射器放在对侧口角,即第一、第二前磨牙之间,从颊脂垫尖或上下颌牙槽突相距的中点线与翼下颌皱襞外侧 3~4mm 的交点处进针,推进约 2.5cm 至骨面,回抽无血注入局麻药物 1~1.5ml(图 4-1-7)。

2)上牙槽后神经阻滞麻醉:多采用口内法,一般以上颌第二磨牙远中颊侧口腔前庭沟作进针点;对于上颌第二磨牙尚未萌出的儿童,则以第一磨牙的远中颊侧前庭沟为进针点;对于上颌磨牙已缺失的患者,则以颧牙槽嵴部的前庭沟为进针点。注射时,患者取坐位,头微后仰,上颌牙𬌗平面与地面成 45°,半张口,术者用口镜将口颊向后上方牵开口角,以显露进针点。注射针与上颌牙的轴面约成 40°,向上后内方向刺入;进针时针尖沿着上颌结节的

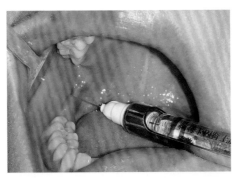

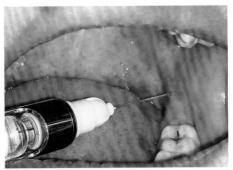

A. 右侧下牙槽神经阻滞麻醉

B. 左侧下牙槽神经阻滞麻醉

图 4-1-7　下牙槽神经阻滞麻醉常规注射进针点

弧形表面滑动，深约 2cm。回抽无血，即可注入阿替卡因 1~1.5ml。注意进针不宜过深，以免刺破上颌结节后方的翼静脉丛引起血肿（图 4-1-8）。

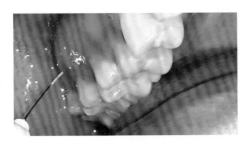

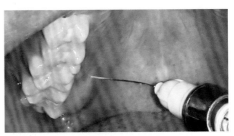

A. 右侧上牙槽后神经阻滞麻醉

B. 腭侧追加一针浸润麻醉

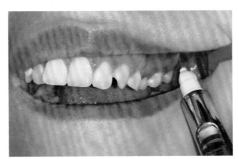

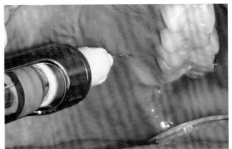

C. 左侧上牙槽后神经阻滞麻醉

D. 腭侧追加一针浸润麻醉

图 4-1-8　上牙槽后神经阻滞麻醉

　　3）三点注射法：三点即颊侧近中注射点、颊侧远中注射点、舌侧注射点。下颌阻生智齿颊侧牙龈黏膜由颊神经支配，远中舌侧牙龈黏膜有舌咽神经参与支配。三点注射法与以往局部黏膜下浸润麻醉的三点注射的进针点大致相同（图 4-1-9），但进针的深度和方向都有所不同。该方法不仅能起到良好的麻醉效果，而且可操作性强，并发症少。

　　前倾位（或水平位）阻生智齿的牙冠近中面与骨面之间，在 X 线片上常显示有新月形（无炎症性骨吸收者）或三角形（有炎症性骨吸收者）骨间隙。颊侧近中注射时常沿智齿牙冠刺入该间隙而起到良好的麻醉效果（图 4-1-10）。

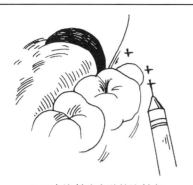

A. 三点注射法麻醉的注射点

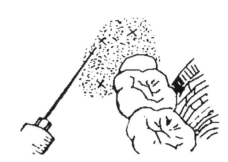

B. 冠周黏膜下浸润麻醉的注射点和麻醉范围

图 4-1-9　三点注射法及冠周黏膜下浸润麻醉的注射点

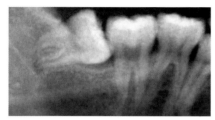

A. 前倾位阻生智齿的牙冠近中面与骨面之间的新月形间隙（无炎症性骨吸收者）

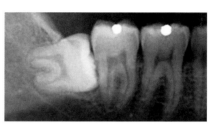

B. 水平位阻生智齿的牙冠近中面与骨面之间的新月形间隙（无炎症性骨吸收者）

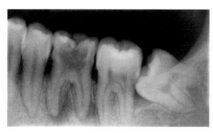

C. 前倾位阻生智齿的牙冠近中面与骨面之间的三角形间隙（有炎症性骨吸收者）

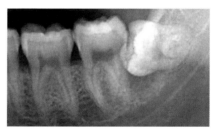

D. 水平位阻生智齿的牙冠近中面与骨面之间的三角形间隙（有炎症性骨吸收者）

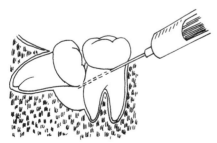

E. 颊侧近中注射时常沿智齿牙冠刺入该间隙

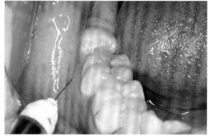

F. 颊侧近中刺入黏膜并注射 0.2ml 阿替卡因后，继续朝智齿近中的新月形间隙刺入，将阿替卡因注射到间隙内

图 4-1-10　下颌智齿牙冠近中面与骨面间的新月形间隙及近中注射点

远中注射点则是在智齿的远中颊侧进针,触及骨面后向内滑行约 1.5~2.0cm,回抽无血后注入阿替卡因约 0.5~1.0ml(图 4-1-11)。

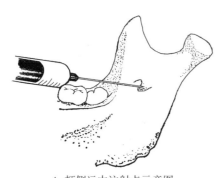

A. 颊侧远中注射点示意图

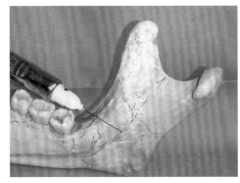

B. 颊侧远中注射点的解剖学位置

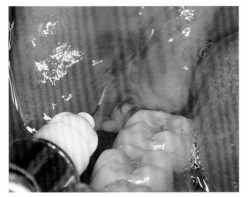

C. 颊侧远中注射点的临床标志

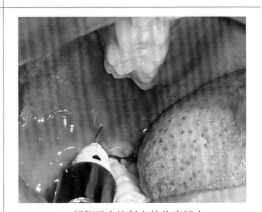

D. 颊侧远中注射点的临床标志

图 4-1-11　三点注射法的远中注射点

舌侧注射点则是在智齿的舌侧进针,进针部位和操作与常规方法相同(图 4-1-12)。

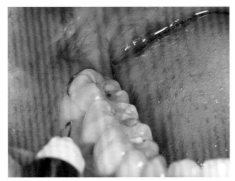

A. 颊侧近中注射点

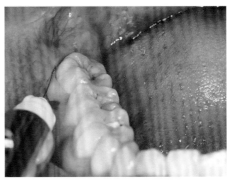

B. 颊侧远中注射点

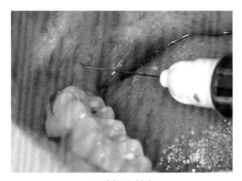

C.舌侧注射点

图 4-1-12　三点注射法注射点

4）无痛麻醉注射：是由计算机程序控制的麻醉药注射，其外形类似枪式，针头非常细，麻醉药注射速度由计算机根据局部组织间压力控制调节，麻药初始注射速度缓慢，速度可以自行调控逐渐加快，故可将局麻注射的疼痛降到最低，患者一般不会感觉到疼痛。国内外目前有许多产品。另外，局麻注射仪可以承受较大的注射阻力，对于牙周膜麻醉有着手用注射器无法替代的优势(图 4-1-13)。

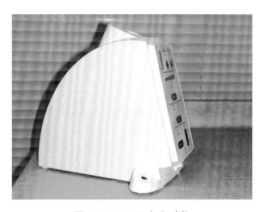

图 4-1-13　无痛麻醉仪

（3）麻醉失败的原因及处理

1）下牙槽神经阻滞麻醉失败的原因：下牙槽神经阻滞麻醉中多数均能达到预期的麻醉效果，但有少数患者可出现麻醉效果不全或麻醉失效。其原因也是多方面的，如患者年龄、性别、个体差异或医师经验等，可归纳如下：①颌骨较小或未成年者，注射针进入深度易过深；②下颌支前后径宽者，进针深度易过浅，反之则进针深度易过深，因下颌骨和下颌弓宽大者下颌支常稍偏向后外方，故注射针易受下颌支前内侧颞嵴阻挡而不能达到下牙槽神经沟；③全口牙或后牙缺失者，因牙槽嵴吸收，注射点不易掌握而往往偏低；④注射技术不当：a.注射点过高，注射针可穿过乙状切迹而刺入咬肌，引起张口困难和耳部不适；b.注射点过低，可低于下颌孔而无麻醉效果；c.进针过浅，如进针方向与下颌支骨面间角度过大，或进针不深即抵触骨面，使麻醉药未达下牙槽神经沟而无麻醉效果；d.进针过深，如进针点过于近翼下颌韧带，或进针方向与下颌支骨面间角度过小，进针易过深，使麻醉药注入下牙槽神经沟后方而无麻醉效果，甚至针尖可刺入腮腺麻醉面神经而出现一过性面瘫；⑤急性炎症期，急性根尖周炎拔牙者有时麻醉效果不全，其原因尚不明确(有人认为是炎症使神经髓鞘、轴突的退行性变或神经周围组织酸碱度改变而影响麻醉效果；有人认为是炎症使神经兴奋性和传导性改变而影响麻醉效果)；⑥其他因素：如患者曾服用过大剂量磺胺药物或经常饮酒，也易影响局部麻醉效果。但在极少数情况下，麻醉药对某些患者效果较差的原因尚不明确。

2）三点注射法失败的原因：低位阻生智齿的牙周膜麻醉有时达不到很好的麻醉效果，表现为切龈、翻瓣、去骨、甚至分牙时患者均感觉不到疼痛，但用挺挺出患牙时感觉疼痛，这是麻醉浸润深度不够所致,术中可直接再次做牙齿周围(或牙周膜)局部浸润麻醉。

3)麻醉失败后的处理:如能找到失败原因,可改变注射点或进针方向和深度,重新注射。如未找到失败原因,可改变注射方法。因急性根周炎麻醉失败时,除加大麻醉药注射量外,可同时在上下牙间垫以纱卷咬紧数分钟,常能提高麻醉效果。

(4)麻醉并发症

1)晕厥:晕厥是一种突发性、暂时性意识丧失。通常是由于一过性中枢缺血所致。一般可因恐惧、饥饿、疲劳、全身健康较差、疼痛以及体位不良等因素所引起。

临床表现为头晕、胸闷、面色苍白、全身冷汗、四肢厥冷无力、脉快而弱、恶心和呼吸困难。如不及时处理,可出现心率减慢、血压急剧下降和短暂的意识丧失。

防治方法:完善术前检查,做好患者思想工作以消除紧张情绪,避免在空腹时进行手术。一旦发生晕厥,应立即停止注射,迅速放平座椅,使患者处于头低位;松解衣领,保持呼吸通畅;芳香胺酒精或氨水刺激呼吸;针刺人中穴;必要时给予氧气吸入和静脉注射高渗葡萄糖液等处理。

2)过敏反应:过敏反应可出现在酯类局麻药物注射后,但并不多见。分为延迟反应和即刻反应:延迟反应常见血管神经性水肿,偶见荨麻疹、药疹、哮喘和过敏性紫癜;即刻反应是用极少量药后,立即发生极严重的类似中毒的症状,患者突然惊厥、昏迷、呼吸心跳骤停而死亡。

防治方法是术前详细询问有无酯类局麻药(如普鲁卡因)过敏史,对酯类局麻药过敏及过敏体质的患者,均改用酰胺类药物,如利多卡因,并预先做皮内过敏试验。

对轻症的过敏反应,可给脱敏药物如钙剂、异丙嗪、糖皮质激素肌注和静注,吸氧。严重过敏反应应立即注射肾上腺素,给氧;出现抽搐或惊厥时,应迅速注射地西泮10~20mg,或分次静脉注射2.5%硫喷妥钠,每次3~5ml,直至惊厥停止;如呼吸、心跳停止,则按心肺复苏方法迅速抢救。

3)中毒反应:当单位时间内进入血液循环的局麻药物速度超过分解速度时,其血内浓度升高达到一定的浓度时就会出现中毒症状。临床上发生局麻药物中毒,常因单位时间内注射药量过大,以及局麻药被快速注入血管而造成。

临床表现:中毒反应的表现可分为兴奋型与抑制型两类。兴奋型表现为烦躁不安、多话、颤抖、恶心、呕吐、气急、多汗及血压上升,严重者出现全身抽搐、缺氧、发绀;抑制型上述症状多不明显,表现为迅速出现脉搏细弱、血压下降、神志不清、随即呼吸心跳停止。

防治方法:用药前应了解局麻药毒性大小及一次最大用药量,因颌面和颈部血管丰富,吸收药物较快,一般应使用含适量肾上腺素的局麻药。要坚持回抽无血,再缓慢注射麻醉药。老年、小儿、体质衰弱及患有心脏病、肾病、糖尿病、严重贫血及维生素缺乏等病的患者对麻醉药的耐受力均低,应适当控制用药量。如一旦发生中毒反应,应立即停止注射麻醉药。中毒轻微者,应置患者于平卧位,松解颈部衣扣,使呼吸道畅通,待麻醉药在体内分解后症状可自行缓解。重者应采取给氧、补液、抗惊厥、应用激素及升压药等抢救措施。

4)注射区疼痛:最常见的原因是麻醉药液变质或混入杂质或未配成等渗溶液,注射针头钝而弯曲或有倒钩,均容易损伤组织或神经。

防治方法:注射前认真检查麻醉剂和器械,注射过程中注意消毒隔离,并避免同一部位反复注射。如已发生疼痛、水肿、炎症时,可局部热敷理疗、封闭或给予消炎、止痛药物。

5)血肿:注射针刺破血管所致,较常见于上牙槽后神经、眶下神经阻滞麻醉。特别在刺伤静脉丛后,可发生组织内出血,在黏膜下或皮下出现紫红色淤斑或肿块。数日后,血肿处颜色逐渐变浅呈黄绿色,并缓慢吸收消失。

防治方法:注射针尖不能有倒钩。注射时避免反复穿刺,以免增加穿破血管的机会。若局部已出现血肿,可立即压迫止血,并予冷敷;并可酌情给予抗生素及止血药物。在出血停止之后,则改用热敷,促使血肿吸收消散。

6)感染:注射针被污染,注射局部或麻药消毒不严,或注射针穿过感染灶,均可将感染带入深层组织,引起颞下、翼下颌、咽旁等间隙的感染。一般在注射后1~5天,局部出现明显红、肿、热、痛,甚至有张口受限或吞咽困难,偶尔可引起全身症状。

防治方法:注射器械及注射区的消毒一定要严格;注射时防止注射针的污染,避免穿过或直接在炎症区注射。已发生感染者应按炎症的治疗原则处理。

7)注射针折断:注射针的质量差、锈蚀、缺乏弹性等,均可发生断针,折断常位于针头连接处。当行上牙槽后神经、下牙槽神经阻滞麻醉时,常因进针较深,注射针刺入组织后骤然移动;或操作不当,使针过度弯曲而折断;或注射针刺入韧带、骨孔、骨管时用力不当,或患者躁动等均可使针折断。

防治方法:注射前一定要检查注射针的质量,勿用存在隐患的注射针。注射时,按照注射的深度选用适当长度的注射针,至少应有1cm长度保留在组织之外,不应使注射针全部刺入。注意操作技术,改变注射方向时不可过度弯曲注射针,在有阻力时不应强力推进。

如发生断针,立即嘱患者保持张口状态,不要做下颌骨运动,若有部分针体露在组织外,可用有齿钳或镊夹取之;若针已完全进入组织内,可将另一针在同一部位刺入做标志,作X线定位摄片,确定断针位置后,再行手术取出。切勿盲目探查使断针向深部移位,更加难于取出。

8)暂时性面瘫:一般多见于下牙槽神经口内阻滞麻醉时,由于注射针偏向外后不能触及骨面,或偏上越过乙状切迹,而致麻醉药注入腮腺内麻醉面神经而发生暂时性面瘫;也偶见于咀嚼肌神经阻滞注射过浅。这种情况待麻醉药作用消失后,神经功能即可恢复,故无需特殊处理。

第二节　涡轮钻拔牙的基本步骤

涡轮钻拔牙的基本步骤如下:

(1)三角切龈和颊侧附加切口(图4-2-1、图4-2-2)。

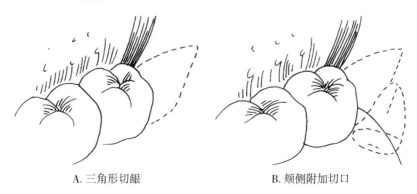

A. 三角形切龈　　　　　　　　B. 颊侧附加切口

图4-2-1　三角形切龈和颊侧附加切口示意图

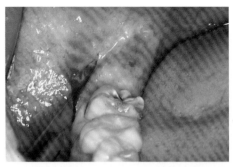
A.颊侧切口

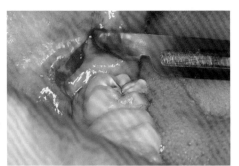
B.舌侧切口

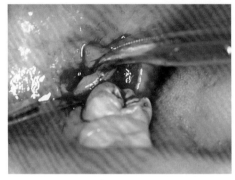
C.三角形牙龈切除

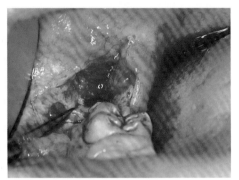
D.颊侧附加小切口

图 4-2-2　三角形切龈和颊侧附加切口的临床操作步骤

(2) 高速涡轮钻去骨(图 4-2-3)。

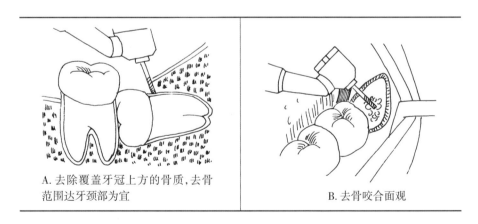
A.去除覆盖牙冠上方的骨质,去骨范围达牙颈部为宜

B.去骨咬合面观

图 4-2-3　高速涡轮钻去骨示意图

(3) 高速涡轮钻横、纵断牙冠(图 4-2-4)。

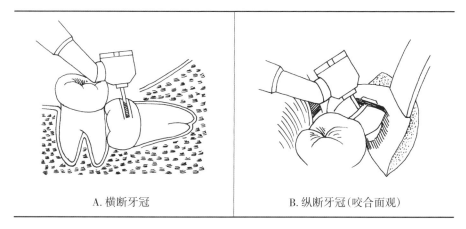

| A. 横断牙冠 | B. 纵断牙冠（咬合面观） |

图 4-2-4　高速涡轮钻横、纵断牙冠示意图

（4）挺出颊、舌侧牙冠（图 4-2-5）。

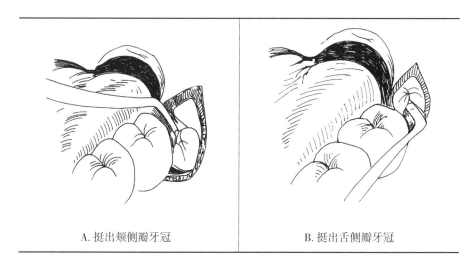

| A. 挺出颊侧瓣牙冠 | B. 挺出舌侧瓣牙冠 |

图 4-2-5　挺出牙冠示意图

（5）挺出牙根（图 4-2-6）。

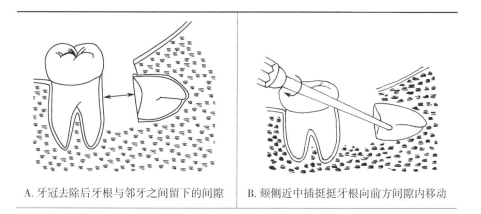

| A. 牙冠去除后牙根与邻牙之间留下的间隙 | B. 颊侧近中插挺挺牙根向前方间隙内移动 |

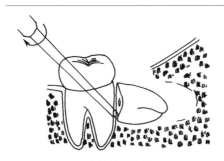

C. 变换牙挺位置

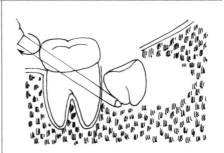

D. 挺牙根向上转动

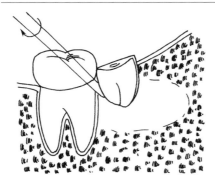

E. 向上挺出牙根

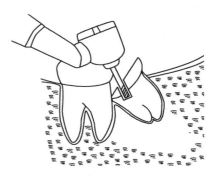

F. 如向上挺出仍受阻时,磨除近中阻力部位

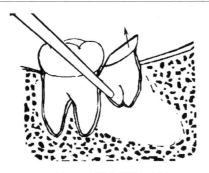

G. 磨除近中阻力部位后挺出

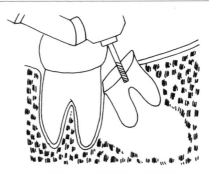

H. 分叉大时可将近远中根分开

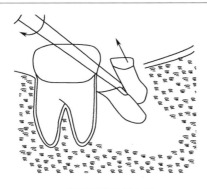

I. 分根后挺出远中根

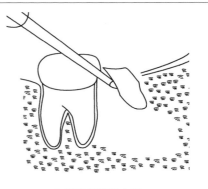

J. 最后挺出近中根

图 4-2-6   挺出牙根示意图

（6）拔牙创的检查和处理：拔牙后应检查拔除的牙是
否完整，用刮匙探查拔牙窝，如有异物、牙碎片、骨碎片、
肉芽组织等均应刮除，以免引起术后出血、疼痛和感染，
影响拔牙创的愈合。用手指（下垫纱布或棉球）对拔牙窝
做颊舌向压迫使之复位。如有牙槽突骨壁折断，应该压
迫复位，但若骨折片已游离移位并与骨膜脱离，则应去除
（图 4-2-7）。

（7）缝合牙龈（图 4-2-8）。

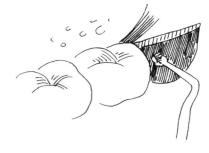

图 4-2-7　搔刮牙槽窝示意图

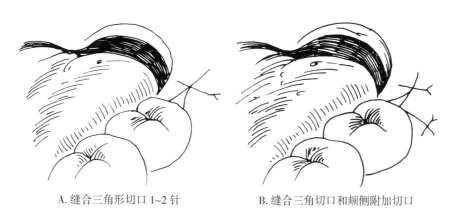

A. 缝合三角形切口 1~2 针　　　　　B. 缝合三角切口和颊侧附加切口

图 4-2-8　牙龈缝合示意图

（8）拔牙后注意事项：拔牙当日不要刷牙或漱口，拔牙后 2 小时后可进食，但食物不宜过
热，避免用拔牙侧咀嚼。拔牙后勿用舌舔创口，更不宜反复吸吮，防止术后出血或感染，如创
口过大，可预防性使用抗生素治疗 3 天，并可给予止痛药物对症治疗。

第 五 章

下颌垂直位阻生智齿拔除术

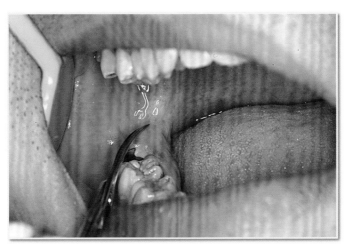

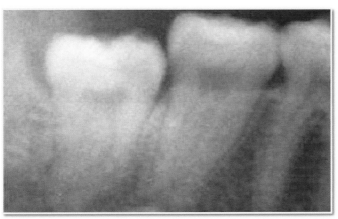

第一节 下颌垂直位阻生智齿拔除要点解析

下颌垂直位阻生智齿大多数为高位,牙根常并拢且根尖弯向远中,拔除时用力方向与挺拔法的方向一致,拔牙时不需转动很大角度,因此常容易用牙挺、牙钳拔除。

如果下颌垂直位阻生智齿的冠部存在阻力,拔除此类阻生智齿时往往需要对阻生智齿的牙冠进行分冠操作,解除冠部阻力,使其能够顺利拔除。垂直位低位阻生智齿伴骨埋伏需用去骨法拔除。垂直位偶尔有根尖相对弯曲(如牛角形)、相离弯曲(如八字形)、牙根肥大、牙颈部倒凹大者,这类牙齿的牙根阻力很大,此时需要解除根部阻力后分别挺出牙根(图5-1-1)。

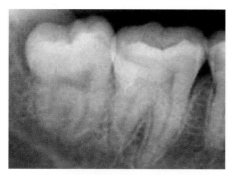

A.下颌垂直位高位阻生智齿

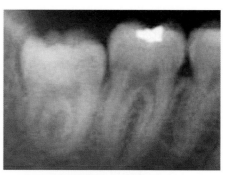

B.下颌垂直位中位阻生智齿

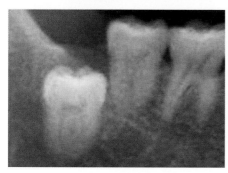

C.下颌垂直位低位阻生智齿

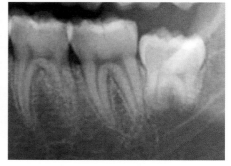

D.下颌垂直位阻生智齿,根阻力大

图5-1-1 各类下颌垂直位阻生智齿X线片

第二节 下颌垂直位阻生智齿拔除的手术设计

一、挺除术

下颌垂直位高位阻生智齿如果殆面高度与邻牙一致,牙根并拢或根尖弯向远中,此类牙齿牙根阻力不大,不需转动很大角度,常用牙挺、牙钳拔除。

用挺时应尽量以两牙间齿槽嵴为支点,但在用挺开始阶段,邻牙会成为支点而受力,因此应把左手拇指置于邻牙与阻生智齿舌侧,边挺动阻生智齿边感受邻牙受力大小,并防止牙挺滑脱伤及邻近组织,同时其余手指扶住下颌以固定。

用挺开始时以楔力为主,同时转动牙挺以帮助楔入,向近远中交替转动牙挺,边转动边推进,待牙挺已深入牙槽后牙齿已被逐渐挺松,再用牙挺的下刃顶住牙颈部,以单纯杠杆的力量向上撬出牙齿,在牙齿松动后亦可换下颌双尖牙钳拔除,若根部阻力较大,挺拔钳拔均无效,可从颊侧插挺向舌侧挺除(图 5-2-1)。

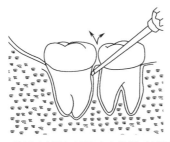 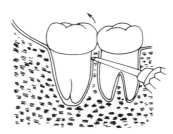

A. 从近中插挺,近远中交替转动牙挺　　　B. 挺松后,用挺喙刃抵住牙颈部向上挺除

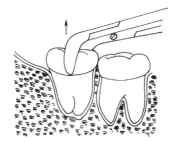 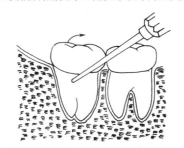

C. 挺松后,也可用前磨牙牙钳拔除　　　D. 部分患牙挺松后可从颊侧向舌侧挺除

图 5-2-1　垂直位高位阻生智齿拔除示意图

二、牛角钳拔除术

部分下颌垂直位高位阻生智齿因根部骨阻力很大(如根分歧过大、根端肥大、牙根过长、根尖相互弯曲等),经用上述方法牙齿已挺松,但不能继续挺出或拔出者,可再用牛角钳试拔。因牛角钳向上力量很大,当用力握钳做颊舌向摇动并向上提起牙钳时,常能将阻力很大的牙齿拔出。但用牛角钳者应为双根牙、多根牙或合并根的根间有深沟者,才能钳住牙根(图 5-2-2)。用牛角钳拔牙过程中,应注意防止钳喙向阻生智齿与邻牙间滑动,以免损伤邻牙。

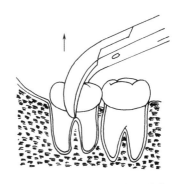

图 5-2-2　因根阻力大不能挺除时可用牛角钳试拔

三、涡轮钻拔除术

垂直阻生的智齿,有时会有根部骨阻力和冠部骨阻力,需要用涡轮钻来分割牙冠及去骨。对少数畸形根、肥大根、根弯曲、根骨粘连,存在牙根阻力时,需要采用涡轮钻分牙法来"化整为零,各个击破",可避免复杂掏根,降低拔牙难度。

涡轮钻的钻牙部位是由智齿阻生情况来决定的。若根分叉大或根肥大、八字形根,则从正中分根后分别挺除;若根弯向远中,远中冠部骨阻力大则应钻除远中牙冠;若根弯向近中,则钻除近中牙冠,从远中挺向近中脱位;若阻生智齿是垂直位低位阻生,由于阻生智齿不但有牙龈阻碍,还有骨埋伏,拔除时需切除覆盖阻生智齿殆面的牙龈,钻除殆面或部分颊侧骨质,然后挺除或分牙后挺除(如图5-2-3、图5-2-4)。

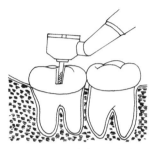 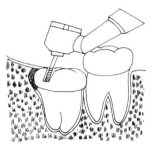

A. 双根,根阻力大,正中分开后分别挺出近、远中部分　　B. 根弯向远中,远中冠部骨阻力大,钻除部分远中牙冠后挺出

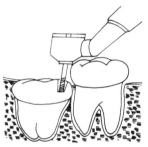 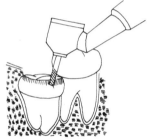

C. 根弯向近中,钻除部分近中牙冠后挺出　　D. 冠部骨覆盖者需钻除冠部骨组织后挺出

图 5-2-3　各类垂直位阻生智齿涡轮钻拔除钻牙部位示意图

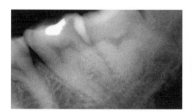 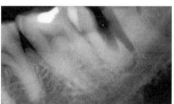 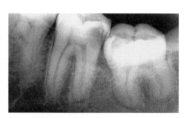

A. 八字形根(正中分牙法)　　B. 将阻生智齿分成近远中两瓣后挺出　　C. 两根相互弯曲(正中分牙法)

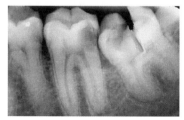 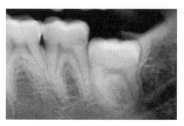 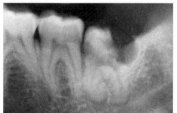

D. 用分根法将智齿分成两瓣后挺出　　E. 根弯向远中(磨除远中法)　　F. 去除远中冠阻力后挺出

图 5-2-4　垂直位阻生智齿涡轮钻拔除术示意图

第三节　下颌各类垂直阻生智齿拔除术

一、下颌垂直位高位阻生智齿拔除术

案例:患者女性,22 岁,要求拔除右侧下颌阻生智齿(图 5-3-1)。

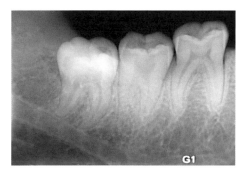

A.X 线示 48 双根弯向远中

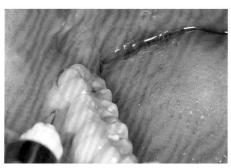

B. 三点注射法麻醉:颊侧近中注射点

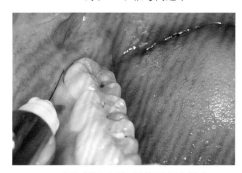

C. 三点注射法麻醉:颊侧远中注射点

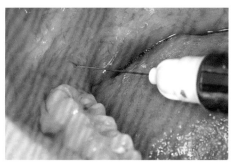

D. 三点注射法麻醉:舌侧注射点

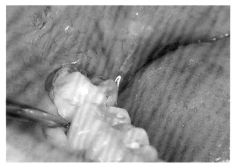

E. 近中颊侧插挺,向远中、舌侧、殆方用力,挺松牙齿

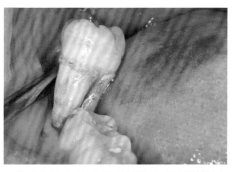

F. 待牙齿松动后,变换牙挺位置,从颊侧插挺,向舌侧用力,挺牙齿向舌侧向上脱位

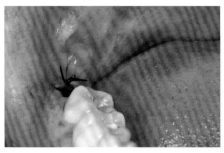

G. 搔刮牙槽窝后缝合牙龈

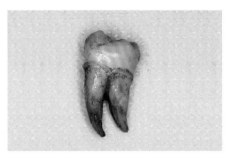

H. 阻生智齿被完整挺除

图 5-3-1　下颌垂直高位阻生智齿挺除案例(右侧)

视频 1　下颌垂直位高位阻生智齿拔除术

二、下颌垂直位中位阻生智齿(部分龈阻生)拔除术

案例:患者女性,26 岁,要求拔除右下颌阻生智齿(图 5-3-2)。

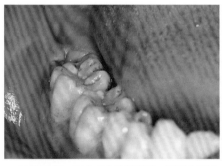

A. 口腔检查:48 垂直中位龈阻生,仅近中露出牙龈

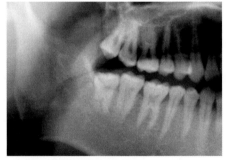

B. X 线显示阻生智齿垂直中位,双根,但牙根分叉不大,预计根阻力不大

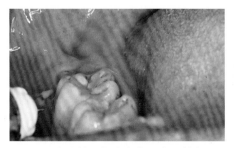

C. 三点注射法麻醉:颊侧近中注射点

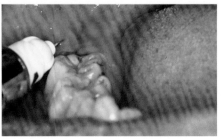

D. 三点注射法麻醉:颊侧远中注射点

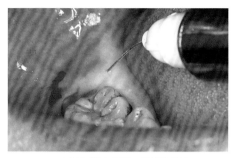

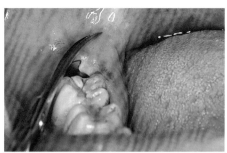

E. 三点注射法麻醉:舌侧注射点

F. 用弯剪刀伸入冠周袋内剪开远中牙龈

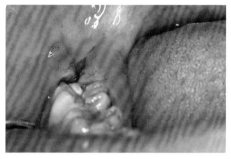

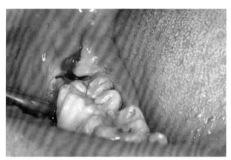

G. 剪开牙龈的范围达阻生智齿咬合面远中,避免挺出阻生智齿时损伤牙龈

H. 颊侧近中插挺向远中、舌侧用力

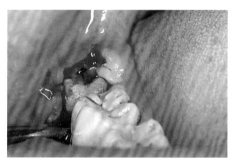

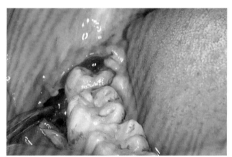

I. 挺松智齿

J. 变换牙挺位置,向舌侧、上方用力

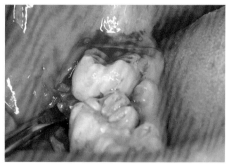

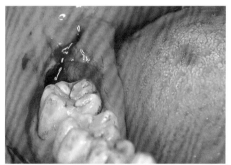

K. 挺阻生智齿向舌侧、上方脱位

L. 清理牙槽窝

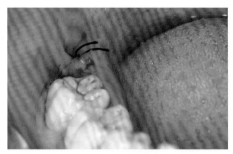

M. 缝合牙龈

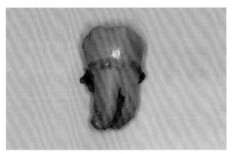

N. 阻生智齿被完整挺除

图 5-3-2　下颌垂直位中位阻生智齿(部分龈阻生)挺除案例(右侧)

视频 2　下颌垂直位中位阻生智齿
(部分龈阻生)拔除术

三、下颌垂直位低位阻生智齿拔除术

　　垂直位低位阻生智齿因冠部完全被牙龈覆盖,大部分或完全被骨组织覆盖,切开牙龈后还需用钻去除牙冠上方骨质,去骨量以暴露牙冠殆面为宜,然后试挺,先从近中插挺向远中挺动,再从颊侧向舌侧试挺,试挺的过程中应仔细感觉阻力大小以及阻力来自何处(远中冠阻力、根阻力)。

　　如冠部骨阻力大,拔除时用涡轮钻磨除远中部分牙冠或采用涡轮钻磨除远中牙冠周围少许骨质。冠部阻力去除后仍挺不出,应参照X线片视牙根形状采取不同的方法解除根阻力或骨阻力拔除。对于牙根呈八字形、阻力在根部者可用分根法;对于根骨粘连者可用少量去骨的方法拔除。

(一)下颌垂直位低位阻生智齿切龈、去骨、拔除术

案例:患者女性,27岁,要求拔除右下颌阻生智齿(图 5-3-3)。

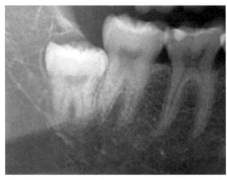

A. X 线显示:48 垂直位低位阻生

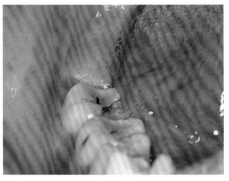

B. 临床检查:阻生智齿完全埋伏阻生

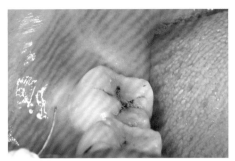

C. 三点注射法麻醉：颊侧近中麻醉注射点

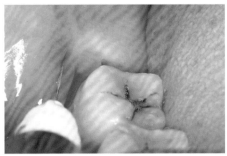

D. 三点注射法麻醉：颊侧远中注射点

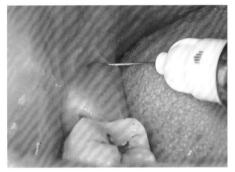

E. 三点注射法麻醉：舌侧注射点

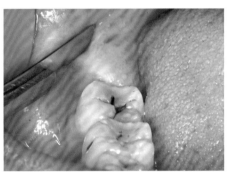

F. 三角形切龈：颊侧牙龈切口

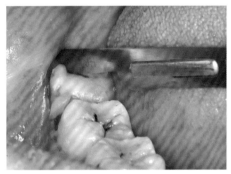

G. 三角形切龈：舌侧牙龈切口

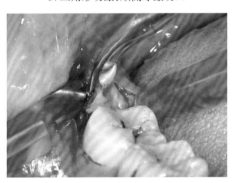

H. 三角形切除牙龈

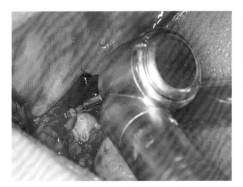

I. 去除覆盖咬合面的骨质

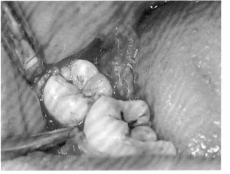

J. 暴露出阻生智齿牙冠，从近中插挺，向远中挺松

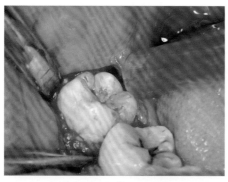

K.阻生智齿在撬力的作用下逐渐向上移动

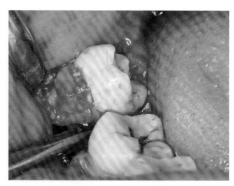

L.阻生智齿脱离牙槽窝

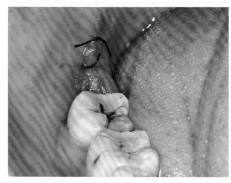

M.清理牙槽窝后缝合牙龈,关闭拔牙创

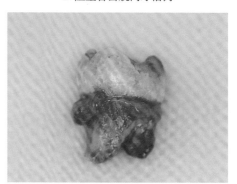

N.完整拔除的患牙

图5-3-3 下颌垂直位低位阻生智齿切龈、去骨、挺除术案例

视频3 下颌垂直位低位
阻生智齿拔除术

(二)下颌垂直位低位阻生智齿磨除远中牙冠拔除术

案例:患者男性,24岁,要求拔除左下颌阻生智齿(图5-3-4)。

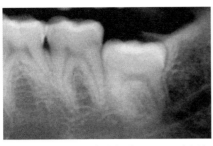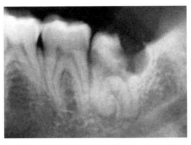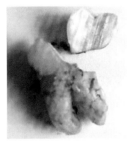

A. X线显示:38垂直位低位阻生,远中冠部　　B. 用钻去除远中牙冠再挺拔,自然就避　　C. 牙被分成两部分拔除
骨阻力大　　　　　　　　　　　　　　　开了骨的阻力,轻松挺出

图 5-3-4　下颌垂直位低位阻生智齿磨除远中牙冠拔除术

视频 4　下颌垂直位低位阻生智齿
磨除远中牙冠拔除术

四、下颌垂直位颊侧高位阻生智齿拔除术

挺拔下颌垂直位颊侧高位阻生智齿时易将邻牙当做支点,插挺时应从近中颊侧插挺向远中舌侧用力,尽量避免邻牙受力。

案例:患者女性,26岁,要求拔除右下颌阻生智齿(图5-3-5)。

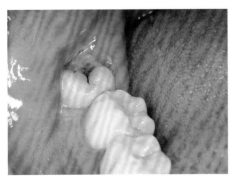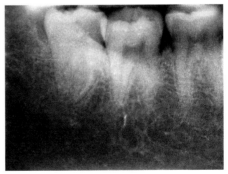

A. 口腔检查:48垂直位颊侧高位阻生　　B. X线显示:阻生智齿与邻牙牙冠部分重叠,
　　　　　　　　　　　　　　　　　　牙根为双根合并且弯向远中,预计根阻力不大

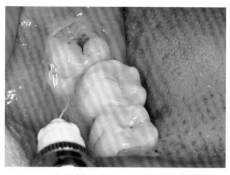

C. 三点注射法麻醉:颊侧近中注射点

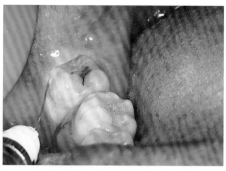

D. 三点注射法麻醉:颊侧远中注射点

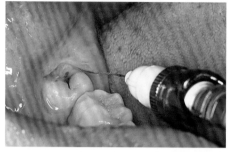

E. 三点注射法麻醉:舌侧注射点

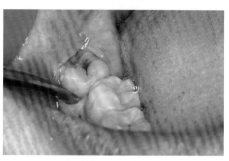

F. 近中颊侧插挺向远中舌侧用力

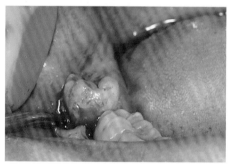

G. 阻生智齿松动后变换牙挺位置向舌侧、向上用力

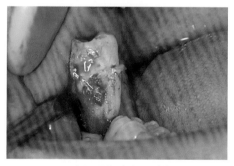

H. 挺阻生智齿向上脱位

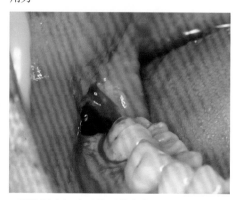

I. 拔除阻生智齿后的牙槽窝完整,搔刮牙槽窝,可缝合1针,亦可不缝合

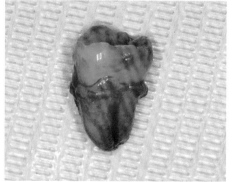

J. 被完整挺出的阻生智齿

图 5-3-5 下颌垂直位颊侧高位阻生智齿拔除案例(右侧)

视频 5　下颌垂直位颊侧高位阻生智齿拔除术

五、下颌垂直位颊侧中位阻生智齿拔除术

（一）下颌垂直位颊侧中位阻生智齿拔除术

案例：患者女性，27 岁，要求拔除右下颌阻生智齿（图 5-3-6）。

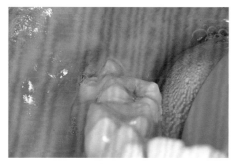

A. 口腔检查：48 垂直中位颊侧错位，牙冠大部分已暴露于口腔

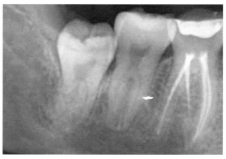

B. X 线显示：牙冠与邻牙无明显重叠，牙根为合并双根且弯向远中，冠部无骨阻力

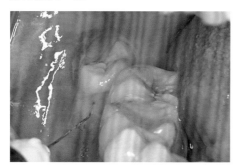

C. 三点注射法麻醉：颊侧近中注射点

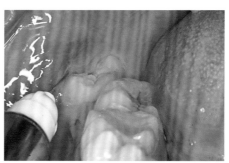

D. 三点注射法麻醉：颊侧远中注射点

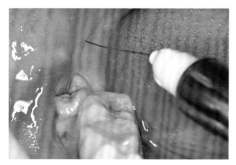

E. 三点注射法麻醉：舌侧注射点

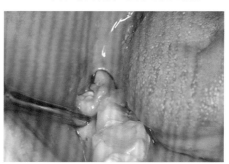

F. 颊侧近中插挺

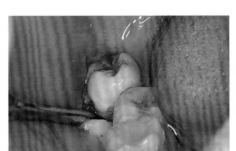

G. 挺松阻生智齿后,向舌侧、向上脱位

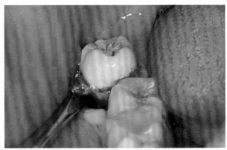

H. 阻生智齿松动后变换牙挺位置,向舌侧、向上用力

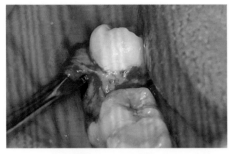

I. 向舌侧、向上挺除阻生智齿

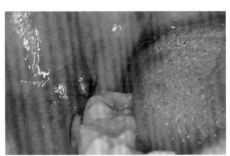

J. 搔刮牙槽窝后缝合牙龈,关闭拔牙创

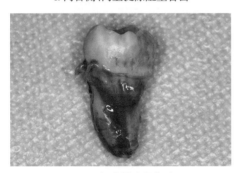

K. 阻生智齿被完整挺出

图 5-3-6 下颌垂直位颊侧中位阻生智齿挺除案例(右侧)

(二) 下颌垂直位颊侧中位阻生智齿去除龈阻力拔除术

案例:患者男性,30 岁,要求拔除左下颌阻生智齿(图 5-3-7)。

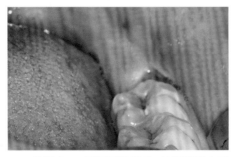

A. 口腔检查:38 牙龈埋伏阻生,仅颊侧近中牙尖露出

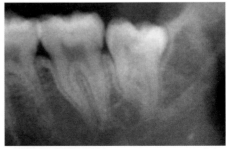

B. X 线显示:阻生智齿为双根或多根,近中根弯向远中,远中冠部有部分骨覆盖,阻力在远中冠部及牙根部

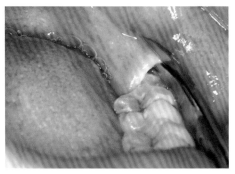

C.局部麻醉后,用弯剪刀伸入冠周袋内,剪开远中牙龈

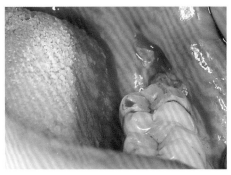

D.分离冠周牙龈,探及远中牙冠骨覆盖不多

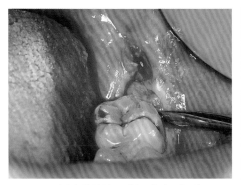

E.近中颊侧插挺,试挺时牙已松动

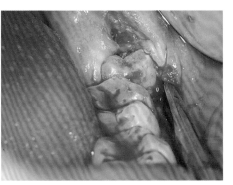

F.换从颊侧插挺,向舌侧、上方挺

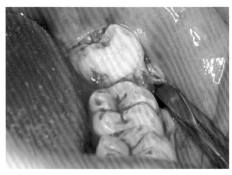

G.进一步挺松直至挺出

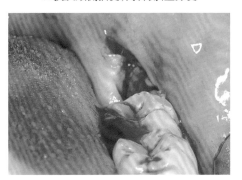

H.搔刮牙槽窝

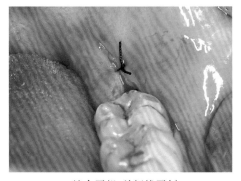

I.缝合牙龈,关闭拔牙创

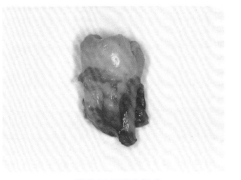

J.拔除后的阻生智齿

图 5-3-7　下颌垂直位颊侧中位阻生智齿去除龈阻力挺除案例(左侧)

(三)下颌垂直位颊侧中位阻生智齿磨除远中牙冠拔除术

案例:患者男性,26岁,要求拔除右侧下颌阻生智齿(图5-3-8)。

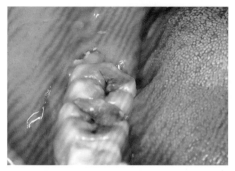

A. 口腔检查:48中位龈阻生,仅近中牙尖萌出

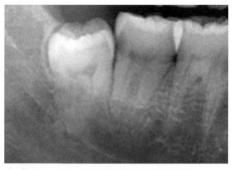

B. X线显示阻生智齿为双根,近中根弯向远中,阻生智齿近中与邻牙紧贴,远中冠部骨组织阻挡,预计该牙挺拔时冠部骨阻力较大

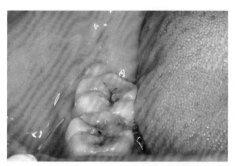

C. 三点注射法麻醉:颊侧近中注射点

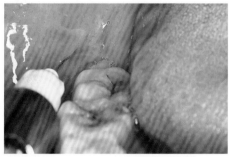

D. 三点注射法麻醉:颊侧远中注射点

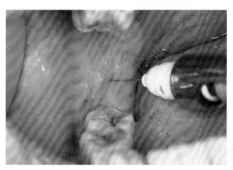

E. 三点注射法麻醉:舌侧注射点

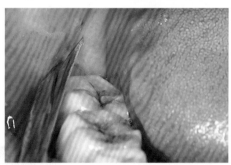

F. 用弯剪刀伸入冠周袋内剪开远中牙龈

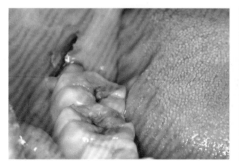

G. 剪开后的牙龈

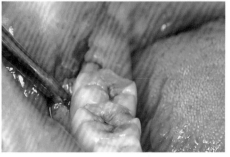

H. 近中颊侧插挺,试挺时阻力较大

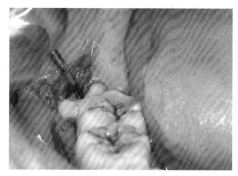

I. 用钻磨除阻生智齿部分远中牙冠

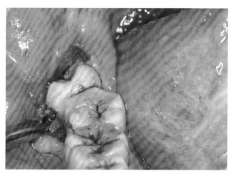

J. 再次试挺时阻力已明显减小

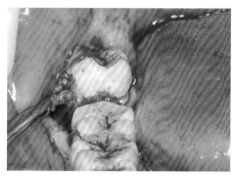

K. 挺松后,变换牙挺位置,颊侧插挺挺除

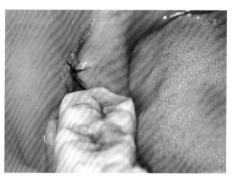

L. 搔刮牙槽窝后,缝合牙龈、关闭拔牙创

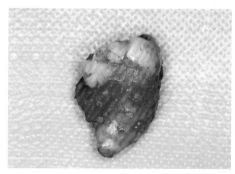

M. 挺除后的阻生智齿,牙冠阻力部位被磨除

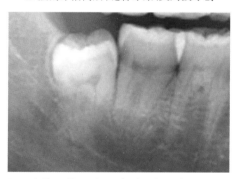

N. 术前 X 线显示阻生智齿冠部远中骨阻挡

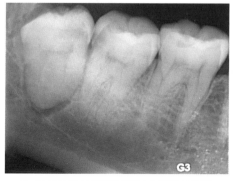

O. 术中 X 线显示牙冠的远中冠缘被磨除

图 5-3-8　下颌垂直位颊侧中位阻生智齿磨除远中牙冠案例(右侧)

六、下颌垂直位颊侧低位阻生智齿拔除术

下颌垂直位颊侧低位阻生智齿拔除与垂直位低位阻生智齿拔除相似,不同之处是由于阻生智齿偏移颊侧,因此仅作三角形牙龈切除不足以暴露阻生智齿牙冠部,还需在颊侧做一附加小切口,然后去骨、分牙拔除。

案例:患者男性,23岁,要求拔除右下颌阻生智齿(图5-3-9)。

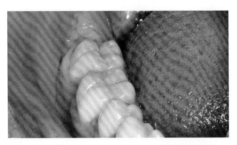

A. 临床检查右下颌阻生智齿完全埋伏阻生

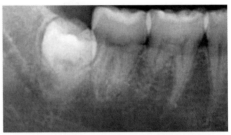

B. X线片显示48垂直位颊侧低位阻生

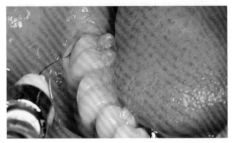

C. 三点注射法麻醉:颊侧近中注射点

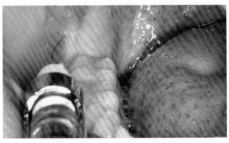

D. 三点注射法麻醉:颊侧远中注射点

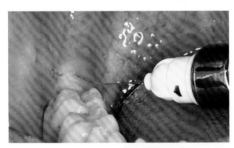

E. 三点注射法麻醉:舌侧注射点

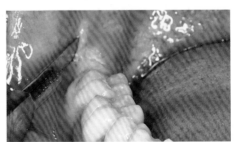

F. 三角形切龈:颊侧牙龈切口

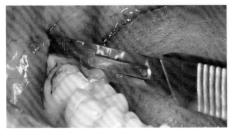

G. 舌侧牙龈切口

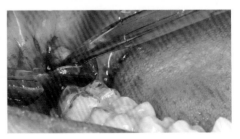

H. 三角形切除阻生智齿冠部上方牙龈

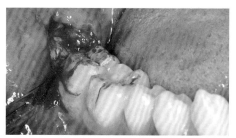

I. 在近中颊侧做一小切口

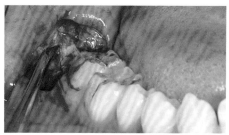

J. 翻开颊侧粘骨膜瓣

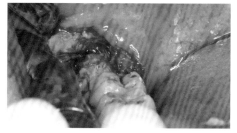

K. 去骨暴露阻生智齿咬合面

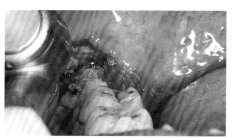

L. 用钻在阻生智齿牙冠上颊舌向磨一沟槽

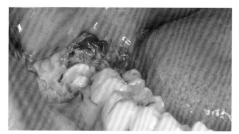

M. 颊舌向磨出的沟槽

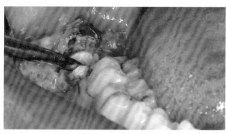

N. 用直挺插入沟槽内左右旋转将阻生智齿分成近远中两瓣

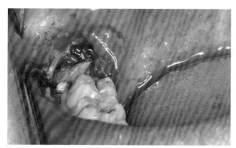

O. 挺松远中瓣

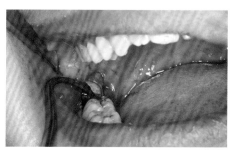

P. 挺出远中瓣

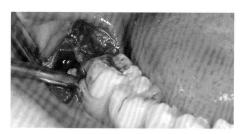

Q. 用直挺从阻生智齿近中插入并挺松近中瓣

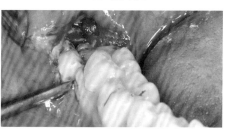

R. 挺向远中移位

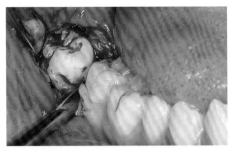

S. 向上挺出

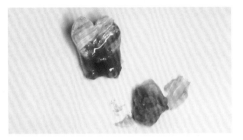

T. 搔刮牙槽窝

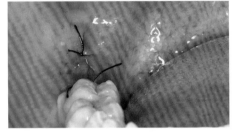
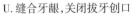

U. 缝合牙龈，关闭拔牙创口

V. 被分割后拔出的阻生智齿

图 5-3-9　下颌垂直位颊侧低位阻生智齿拔除案例(右侧)

视频 6　下颌垂直位颊侧低位
阻生智齿拔除术

第 六 章

下颌前倾位阻生智齿拔除术

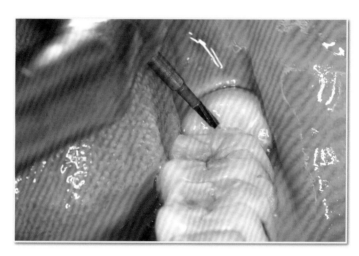

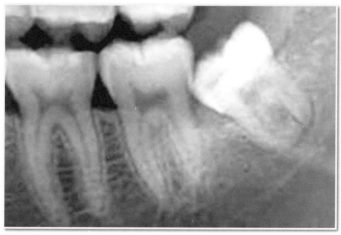

第一节　下颌前倾位阻生智齿拔除要点解析

临床上所见的前倾位阻生智齿,多数为中、高位,阻生智齿牙长轴向前倾斜,近中牙尖抵触于邻牙远中,即为前倾位阻生。

阻生智齿牙位高低不同,埋藏在骨内的深度以及与邻牙远中接触的部位也不尽相同。因此,前倾位阻生智齿可以同时存在邻牙阻力和远中骨阻力。而其根尖亦多弯向近中,与拔牙时挺出的方向相反,因此拔除前倾位阻生智齿较垂直位困难(图6-1-1)。

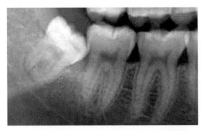

A.下颌前倾位高位阻生智齿,冠部无骨阻力,去除智齿近中阻力即可用挺出法拔除

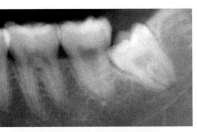

B.下颌前倾位中位阻生智齿,既有近中冠阻力又有远中骨阻力,需去除智齿近中冠阻力或少许远中冠部骨阻力后拔除

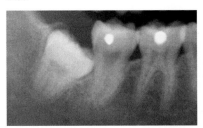

C.下颌前倾位低位阻生智齿,既有近中冠阻力又有远中骨阻力,且位置较低,需去除智齿近中冠部阻力和远中冠部骨阻力后拔除

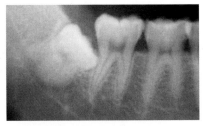

D.下颌前倾位阻生智齿,根呈八字型,既有冠阻力又有骨阻力,阻力大,需去骨、分牙(分冠、分根)后拔除

图6-1-1　下颌各类前倾位阻生智齿拔除示意图

第二节　下颌前倾位阻生智齿拔除的手术设计

一、挺拔法

在临床工作中,一些前倾阻生智齿可直接用挺除法顺利挺除,而有些则挺除困难。原因在于阻生智齿近中尖与邻牙抵触的部位高低不同:与邻牙接触点在最大周径以上或平齐时,可直接挺除;与邻牙接触点在最大周径以下时,则需要去除阻生智齿近中阻力,方能用挺术挺出(图6-2-1、图6-2-2)。

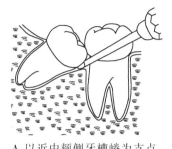 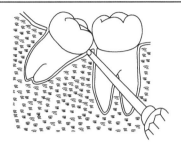

A. 以近中颊侧牙槽嵴为支点，
向舌侧挺

B. 挺松后，从近中冠颈部插挺，
直接向上挺出

图 6-2-1　挺拔法示意图

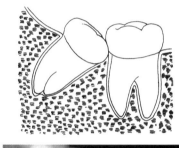 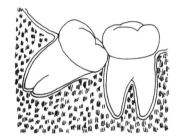

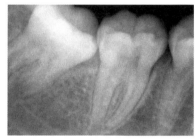 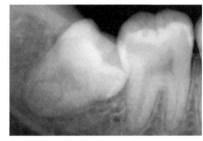

A. 与邻牙接触点在最大周径以上（挺
拔法）

B. 与邻牙接触点在最大周径以下（钻
拔法）

图 6-2-2　针对前倾位阻生智齿，挺拔法与钻拔法的判定

二、涡轮钻拔除法

前倾位阻生智齿冠部仅有近中牙尖阻挡于邻牙远中者，若根分叉不大、根部无骨阻力或阻力不大，磨除近中牙尖即可用挺除术挺出。如果前倾位阻生智齿既存在邻牙阻力又存在冠部骨阻力，则需磨除阻生智齿近中牙冠来解除邻牙阻力，去除覆盖咬合面上方的骨组织以解除骨阻力。去骨的量不宜过多，暴露阻生智齿咬合面或牙冠最大周围径即可。对少数畸形根、肥大根、根弯曲、根骨粘连的阻生智齿，存在牙根阻力，则需要采用涡轮钻分根法来拔除（图 6-2-3）。

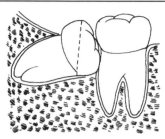

A. 横断抵触于邻牙的近中牙冠

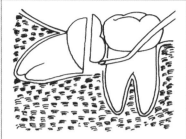

B. 挺出被横断牙冠

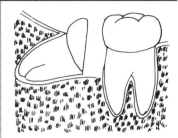

C. 挺出牙冠后为牙根前移创造了间隙

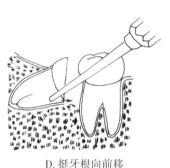

D. 挺牙根向前移

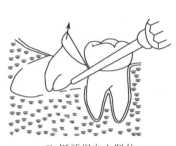

E. 挺牙根向上脱位

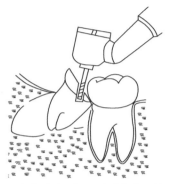

F. 如挺出仍受阻,可再磨除阻挡部位

图 6-2-3 下颌前倾位阻生智齿钻拔术示意图

第三节 下颌各类前倾位阻生智齿拔除术

一、下颌前倾位高位阻生智齿拔除术

前倾位高位阻生智齿与邻牙接触点在邻牙最大周径以下时,需要去除阻生智齿近中阻力,方能用挺出法挺除。

案例:患者女性,21 岁,要求拔除右下颌阻生智齿(图 6-3-1)。

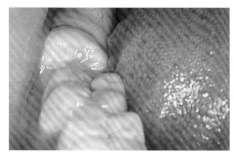

A. 口腔检查:48 前倾位高位阻生,大部分牙冠已暴露于口腔

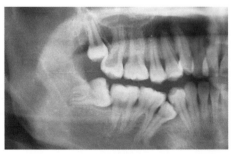

B. X 线显示阻生智齿前倾位高位阻生,但近中接触点在邻牙最大周径以下

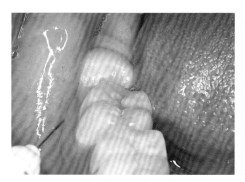

C. 三点注射法麻醉:颊侧近中注射点

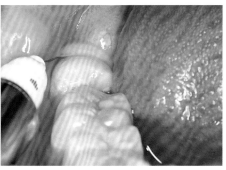

D. 三点注射法麻醉:颊侧远中注射点

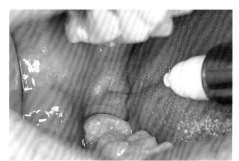

E. 三点注射法麻醉:舌侧注射点

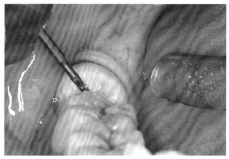

F. 先用长裂钻磨开坚硬的牙釉质,形成一洞

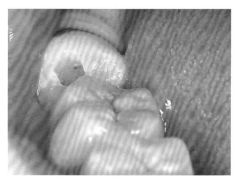

G. 洞深可达牙本质深层,甚至髓腔

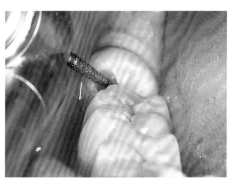

H. 换金刚砂钻,颊舌向磨一沟槽

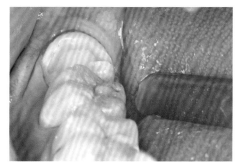

I. 颊舌向磨出的横断沟槽

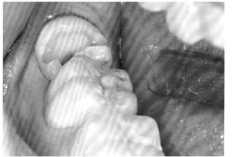

J. 再远近中向纵断近中瓣牙冠

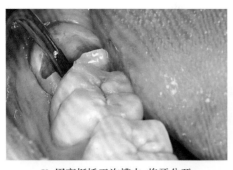

K. 用弯挺插于沟槽内,将牙分开

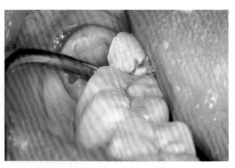

L. 先挺出舌侧瓣牙冠

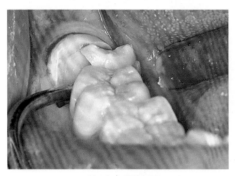

M. 再挺出颊侧瓣牙冠

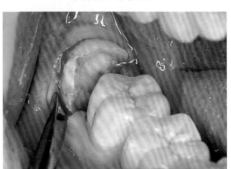

N. 近中颊侧插挺,挺松牙根

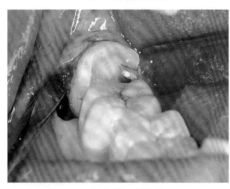

O. 牙根已松动前移

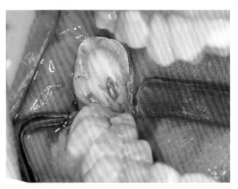

P. 挺出牙根

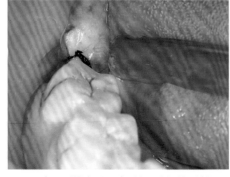

Q. 清理牙槽窝后缝合牙龈,关闭拔牙创

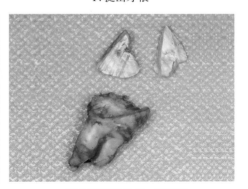

R. 阻生智齿被分成 3 瓣拔除

图 6-3-1　下颌前倾位高位阻生智齿拔除案例(右侧)

视频 7　下颌前倾位高位阻生智齿拔除术

二、下颌前倾位中位阻生智齿拔除术

下颌前倾位中位阻生智齿的最高点低于邻牙咬合平面,但已萌出于牙槽骨,多数阻生智齿远中冠部牙尖部分已露出牙龈,少数仍被牙龈覆盖。前倾位中位阻生智齿的拔除过程与高位相似,但由于阻生智齿的位置较低,在牙冠横断后挺出较困难时,还需要纵断牙冠,将其分成颊、舌两半分别挺出,被牙龈覆盖者需要切龈暴露阻生智齿(图 6-3-2)。

(一)下颌前倾位中位(部分龈阻生)阻生智齿拔除术

阻生智齿咬合面已萌出于牙槽骨,但部分埋伏于牙龈下,拔牙时需切除牙龈露出阻生智齿咬合面,其余的步骤同下颌前倾位中位(萌出于牙龈)阻生智齿拔除法。

案例:患者女性,30 岁,要求拔除左下颌阻生智齿(图 6-3-3)。

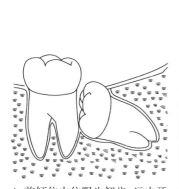

A.前倾位中位阻生智齿,远中牙尖已露出牙龈

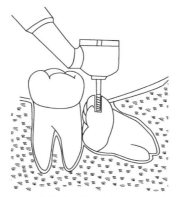

B.直接在外露的牙尖上钻孔并横断牙冠

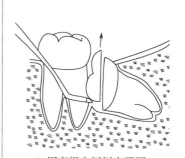

C.用弯根尖挺挺出牙冠

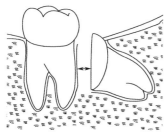

D.挺出牙冠,为牙根前移创造间隙

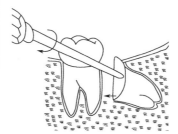

E.置牙挺于颊侧牙根与骨壁之间,挺松牙根

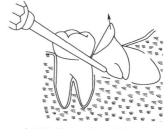

F.待牙根前移后向上挺撬,使之脱位

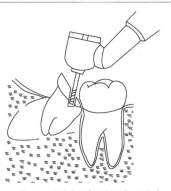

G. 若向上挺撬遇邻牙阻力,可再磨除阻力部位

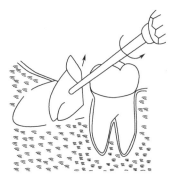

H. 磨除近中阻力后,即可顺利挺出

图 6-3-2　下颌前倾位中位阻生智齿拔除法示意图

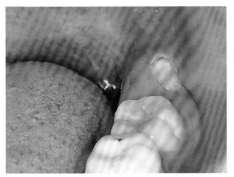

A. 口腔检查:38 中位近中阻生,部分牙龈覆盖

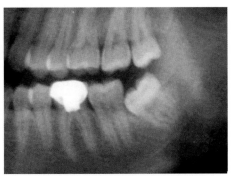

B. X 线显示阻生智齿中位阻生

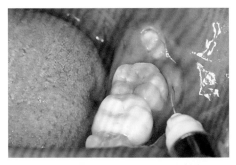

C. 三点注射法麻醉:颊侧近中注射点

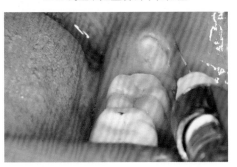

D. 三点注射法麻醉:颊侧远中注射点

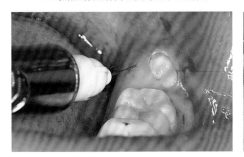

E. 三点注射法麻醉:舌侧注射点

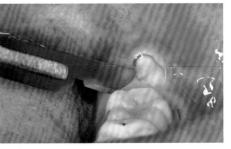

F. 三角形切龈:舌侧切口

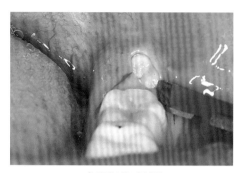

G. 三角形切龈：颊侧切口

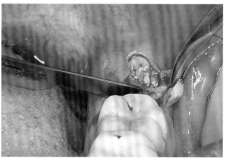

H. 切除覆盖阻生智齿近中部位的牙龈组织

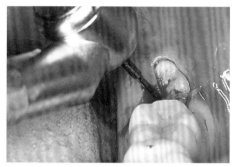

I. 先用长裂钻磨开坚硬的牙釉质，钻一洞达牙本质深层，甚至髓腔

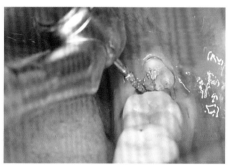

J. 换金刚砂钻，颊舌向磨一沟槽

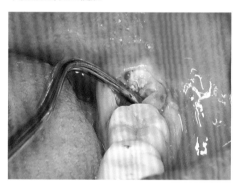

K. 用弯根尖挺挺断近中瓣牙冠

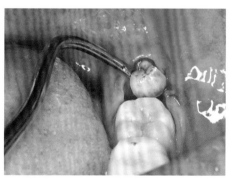

L. 挺出近中牙冠

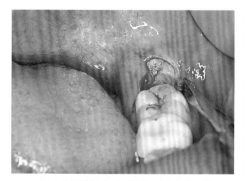

M. 近中颊侧插挺，向舌侧、近中挺松牙根

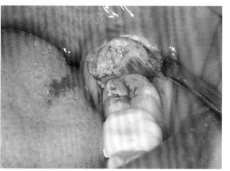

N. 向上、向远中进一步挺松

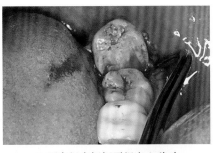

O. 用弯根尖挺挺牙根向上移动

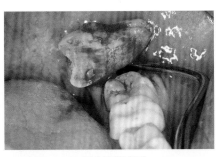

P. 挺出牙根部分

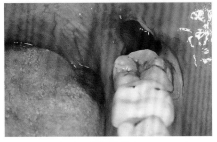

Q. 清理牙槽窝

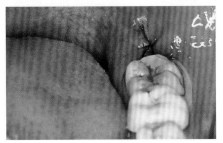

R. 缝合牙龈,关闭拔牙创

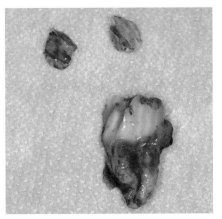

S. 阻生智齿被分割成3瓣拔除

图 6-3-3　下颌前倾位中位(部分龈阻生)
阻生智齿拔除案例(左侧)

(二) 下颌前倾位中位(完全龈阻生)阻生智齿拔除术

案例:患者男性,23岁,要求拔除右下颌阻生智齿(图6-3-4)。

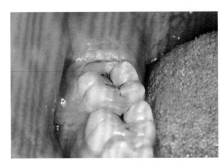

A. 口腔检查:48完全牙龈埋伏阻生

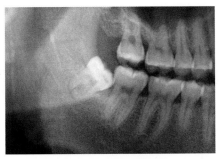

B. X线片显示阻生智齿前倾位中位阻生

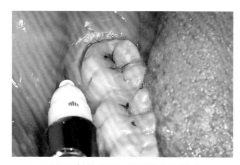

C. 三点注射法麻醉：颊侧近中注射点

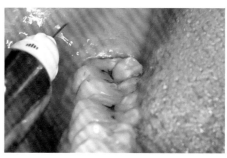

D. 三点注射法麻醉：颊侧远中注射点

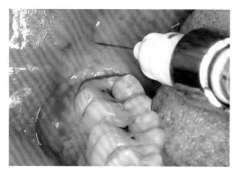

E. 三点注射法麻醉：舌侧注射点

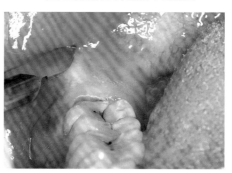

F. 三角形切龈：颊侧切口

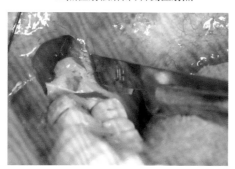

G. 三角形切龈：舌侧切口

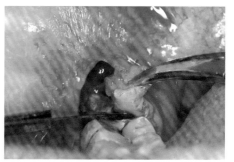

H. 三角形切除阻生智齿冠部上方牙龈组织

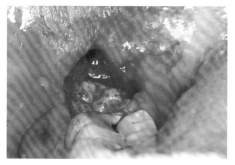

I. 牙龈切除即暴露出智齿牙冠

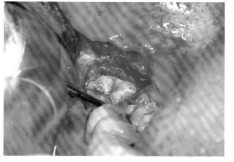

J. 先用长裂钻磨开坚硬的牙釉质

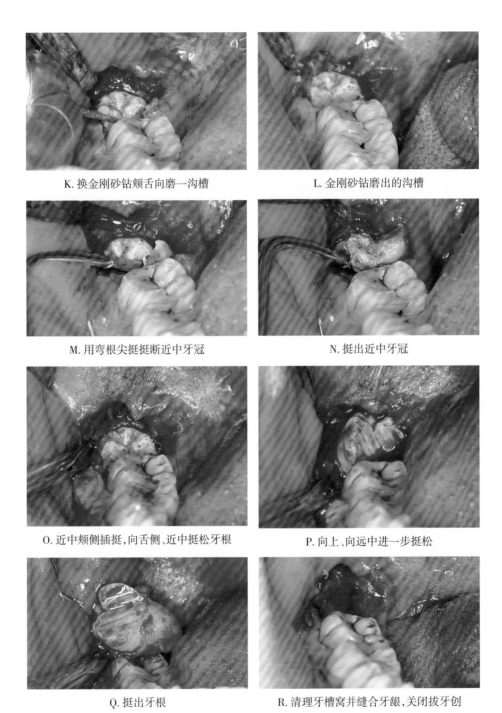

K. 换金刚砂钻颊舌向磨一沟槽

L. 金刚砂钻磨出的沟槽

M. 用弯根尖挺挺断近中牙冠

N. 挺出近中牙冠

O. 近中颊侧插挺，向舌侧、近中挺松牙根

P. 向上、向远中进一步挺松

Q. 挺出牙根

R. 清理牙槽窝并缝合牙龈，关闭拔牙创

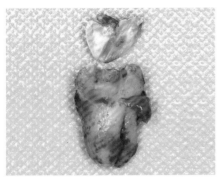

图 6-3-4 下颌前倾位中位（完全龈阻生）
阻生智齿拔除案例（右侧）

S.阻生智齿被分成两瓣拔除

视频 8 下颌前倾位中位（龈）阻生智齿拔除术

三、下颌前倾位低位阻生智齿拔除术

下颌前倾位低位阻生智齿完全埋伏于骨内，拔出时不但要切除牙龈，还需去除覆盖于阻生智齿冠部的骨质，然后再分牙拔除。

案例：患者女性，20 岁，要求拔除右下颌阻生智齿（图 6-3-5）。

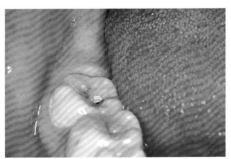

A.口腔检查：48 完全埋伏阻生

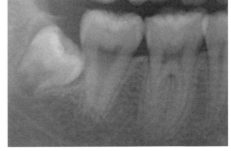

B.X 线片显示阻生智齿前倾位低位阻生

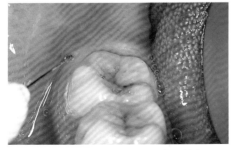

C.三点注射法麻醉：颊侧近中注射点

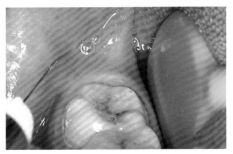

D.三点注射法麻醉：颊侧远中注射点

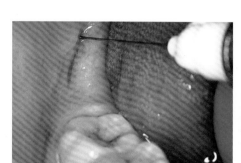

E. 三点注射法麻醉:舌侧注射点

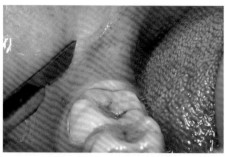

F. 三角形切龈:颊侧切口

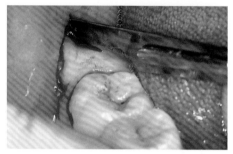

G. 三角形切龈:舌侧切口

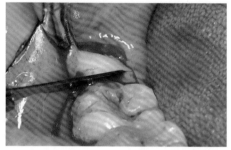

H. 三角形切除阻生智齿冠部上方牙龈组织

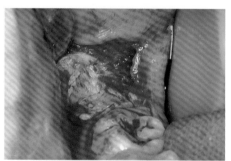

I. 暴露出阻生智齿冠部上方骨质

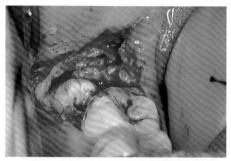

J. 去骨暴露阻生智齿牙冠

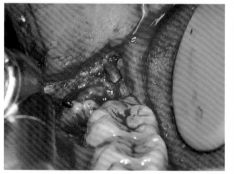

K. 先用长裂钻磨开坚硬的牙釉质

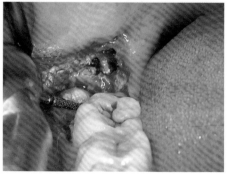

L. 换金刚砂钻颊舌向磨一沟槽

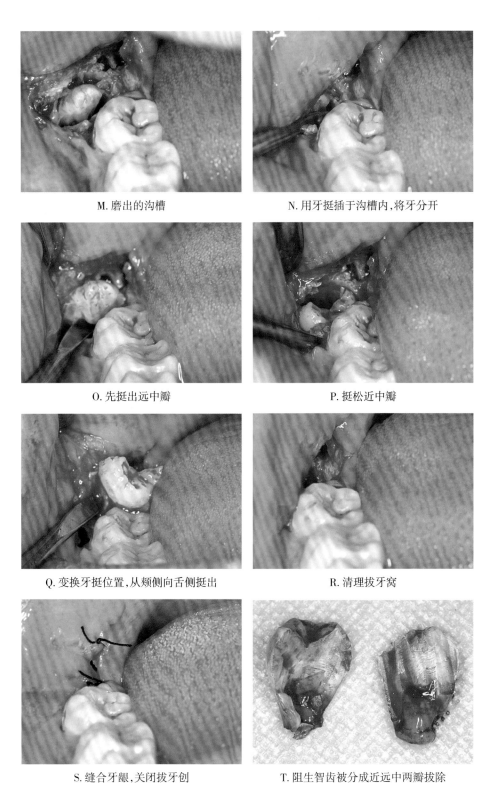

M. 磨出的沟槽

N. 用牙挺插于沟槽内，将牙分开

O. 先挺出远中瓣

P. 挺松近中瓣

Q. 变换牙挺位置，从颊侧向舌侧挺出

R. 清理拔牙窝

S. 缝合牙龈，关闭拔牙创

T. 阻生智齿被分成近远中两瓣拔除

图 6-3-5　下颌前倾位低位阻生智齿拔除案例（右侧）

视频 9　下颌前倾位低位
阻生智齿拔除术

四、下颌前倾位颊侧中位阻生智齿拔除术

下颌前倾位颊侧中位阻生智齿位置偏颊侧，与邻牙重叠，三角形切龈不能完全暴露阻生智齿殆面，因此还需在颊侧做一附加切口，暴露阻生智齿殆面后，颊舌向横断牙冠，然后分别挺出。

案例：患者女性，27 岁，要求拔除右下颌阻生智齿（图 6-3-6）。

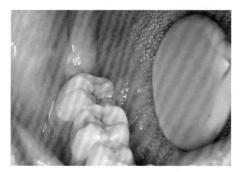

A. 口腔检查：48 完全埋伏

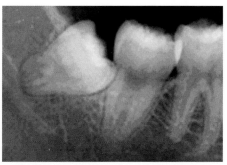

B. X 线片示阻生智齿前倾位中位，近中牙冠与邻牙部分重叠

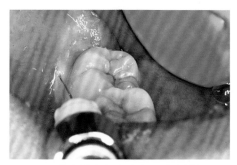

C. 三点注射法麻醉：颊侧近中注射点

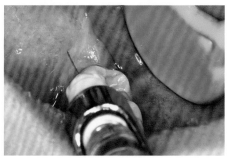

D. 三点注射法麻醉：颊侧远中注射点

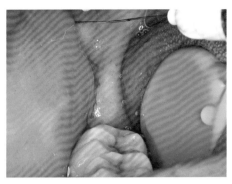

E. 三点注射法麻醉:舌侧注射点

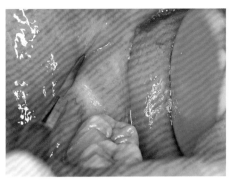

F. 三角形切龈:颊侧切口

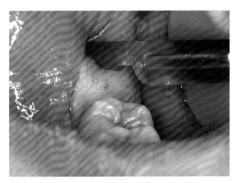

G. 三角形切龈:舌侧切口

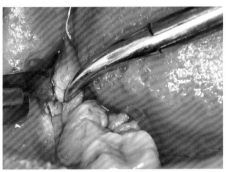

H. 三角形切除覆盖阻生智齿上方的牙龈组织,并在颊侧近中再做一小切口

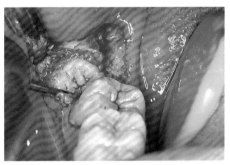

I. 切除牙龈暴露阻生智齿殆面后,先用长裂钻在近中钻一洞

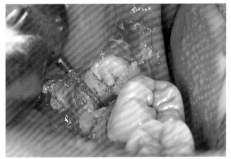

J. 换金刚砂钻继续颊舌向横断牙冠,再将已横断的近中牙冠近远中向纵断,分成颊舌两个瓣

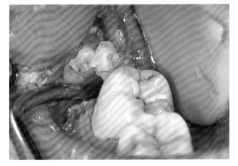

K. 用弯根尖挺先挺出舌侧牙冠

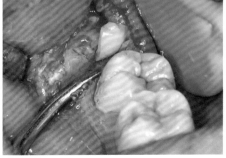

L. 再挺出颊侧牙冠

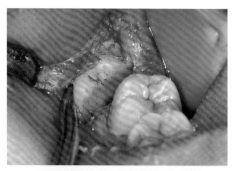

M.用直挺从近中颊侧插入,挺松牙根

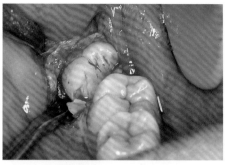

N.挺牙根向前方间隙内移动

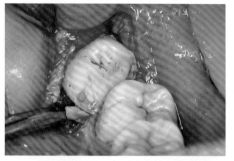

O.牙根前移后,稍稍调整牙挺位置向上挺

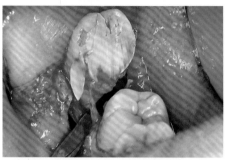

P.近中阻力不大时,常能顺利挺出

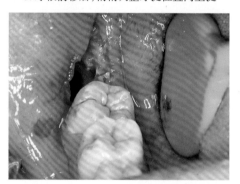

Q.清理牙槽窝

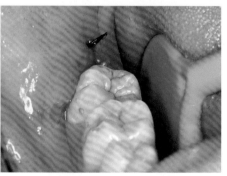

R.缝合牙龈,关闭拔牙创

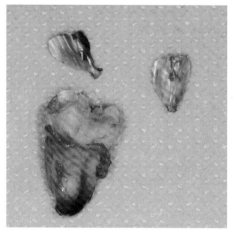

S.阻生智齿被分成3瓣拔除

图6-3-6 下颌前倾位颊侧中位阻生智齿拔除案例(右侧)

视频 10　下颌前倾位颊侧中位
阻生智齿拔除术

五、下颌前倾位颊侧低位阻生智齿拔除术

下颌前倾位颊侧低位阻生智齿埋伏阻生于骨内,拔牙时需三角形切除牙龈,还需在颊侧做一附加小切口,翻开颊侧黏骨膜瓣后方能完全暴露阻生智齿,然后去骨、分牙拔除。

案例:患者女性,22 岁,要求拔除左下颌阻生智齿(图 6-3-7)。

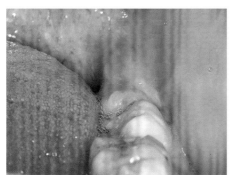

A. 口腔检查:38 完全埋伏阻生

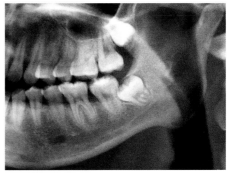

B. X 线片示阻生智齿颊侧骨内埋伏阻生

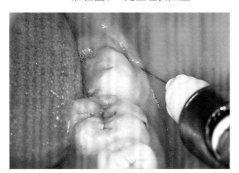

C. 三点注射法麻醉:颊侧近中注射点

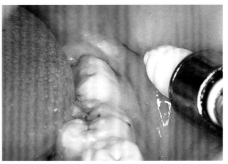

D. 三点注射法麻醉:颊侧远中注射点

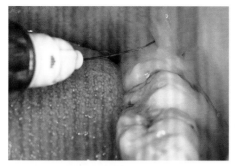

E. 三点注射法麻醉:舌侧注射点

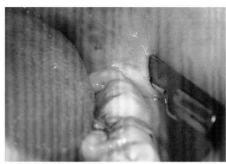

F. 三角形切龈:颊侧切口

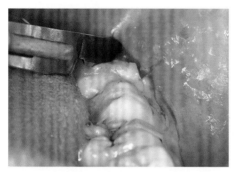

G. 三角形切龈:舌侧切口

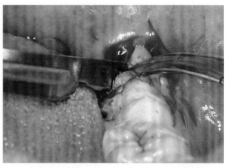

H. 三角形切除覆盖阻生智齿上方的牙龈组织

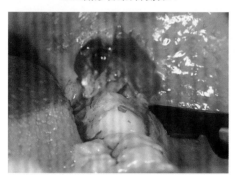

I. 再于颊侧近中做一小切口

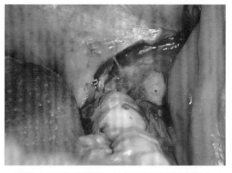

J. 翻开颊侧黏骨膜瓣,暴露阻生智齿冠部上方的骨质

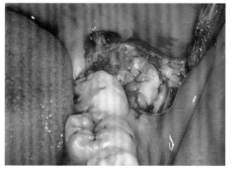

K. 去骨后暴露出阻生智齿牙冠

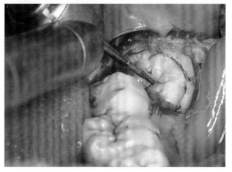

L. 用裂钻先钻开咬𬌗面坚硬的釉质

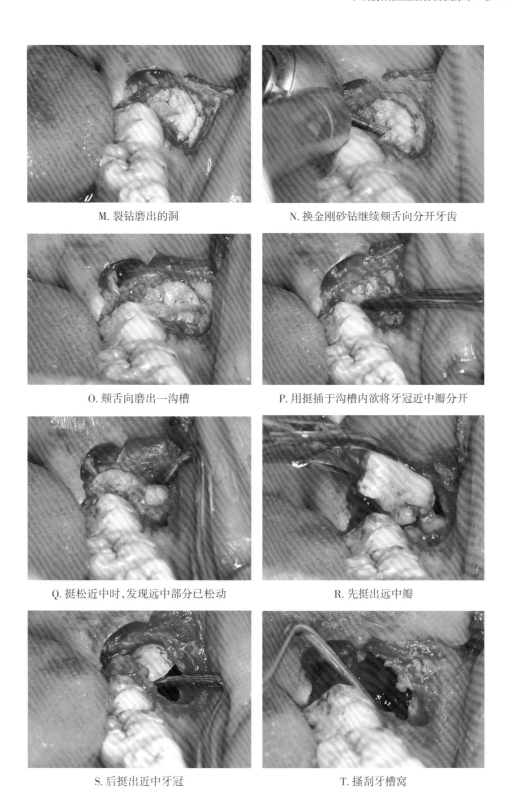

M. 裂钻磨出的洞

N. 换金刚砂钻继续颊舌向分开牙齿

O. 颊舌向磨出一沟槽

P. 用挺插于沟槽内欲将牙冠近中瓣分开

Q. 挺松近中时,发现远中部分已松动

R. 先挺出远中瓣

S. 后挺出近中牙冠

T. 搔刮牙槽窝

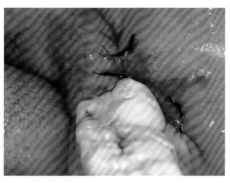

U. 缝合牙龈关闭牙槽窝

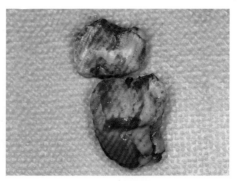

V. 阻生智齿被分割成两瓣拔除

图 6-3-7　下颌前倾位颊侧低位阻生智齿拔除案例(左侧)

视频 11　下颌前倾位颊侧低位
阻生智齿拔除术

第 七 章

下颌水平位阻生智齿拔除术

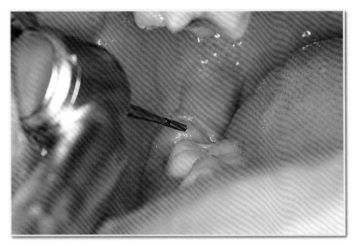

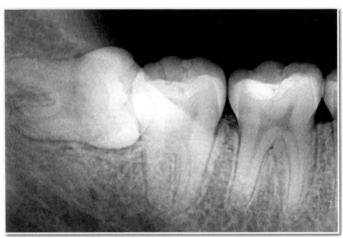

第一节　下颌水平位阻生智齿拔除术要点解析

临床上下颌水平位阻生智齿以中位和低位者常见。由于与邻牙长轴呈垂直关系(即水平状抵触),冠部和根部骨覆盖较多,同时存在邻牙阻挡,拔牙时需转动90°角。部分阻生智齿的根尖弯向近中,与拔牙时挺出方向相反,因此根部骨阻力最大,拔除最困难(图7-1-1)。

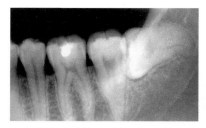

A. 水平位高位阻生智齿,根尖弯向近中,根部骨阻力最大

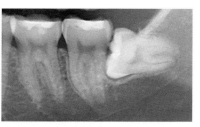

B. 水平位中位阻生智齿临床上多见

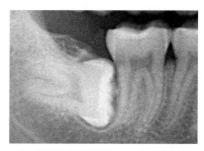

C. 阻生智齿与邻牙长轴呈水平状抵触,冠部和根部骨覆盖最多,近中有邻牙阻挡

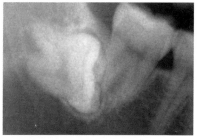

D. 阻生智齿完全骨内埋伏阻生,根分叉大,且颊侧错位,此类阻生智齿拔除难度最大

图 7-1-1　下颌水平位阻生智齿根尖片

第二节　下颌水平位阻生智齿拔除的手术设计

拔除下颌水平位阻生智齿,关键在于解除三大阻力,即邻牙阻力、骨阻力和牙根阻力。利用涡轮钻横行分割,使阻生智齿的牙冠和牙根分离,用牙挺挺出牙冠,首先消除了邻牙阻挡,同时也为牙根前移创造了间隙,多数情况下,挺牙根向前移动,再向上挺撬时,自然避开骨阻力而使其脱位。如果存在骨阻力,则去骨以暴露阻生智齿远中冠,至外形高点线以下即可,但仍以多分牙为主。对存在牙根阻力的少数畸形根如肥大根、根弯曲、根骨粘连者,需要采用涡轮钻分根法来拔除(图7-2-1)。

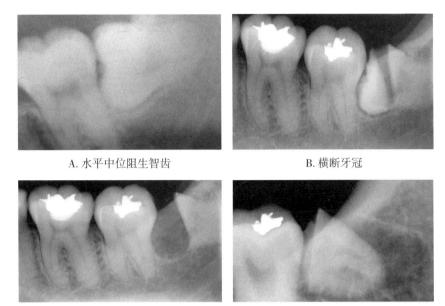

A. 水平中位阻生智齿   B. 横断牙冠

C. 去除牙冠后创造出的间隙   D. 挺牙根向间隙移动并向上挺出

图 7-2-1 下颌水平位阻生智齿拔除过程

第三节 下颌各类水平位阻生智齿拔除术

一、下颌水平位高位阻生智齿拔除术

下颌水平位高位阻生智齿远中牙冠已露出牙龈,麻醉后直接在外露的牙冠上钻孔并横、纵断牙冠,去除冠阻力后,挺牙根向前方的间隙内移动再向上挺出。

案例:患者女性,27 岁,要求拔除左下颌阻生智齿(图 7-3-1)。

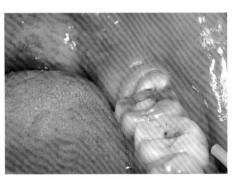
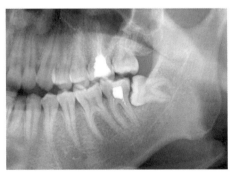

A. 左下颌阻生智齿,其远中牙冠暴露于口腔 B. X 线片示阻生智齿最高点与邻牙咬合面平齐

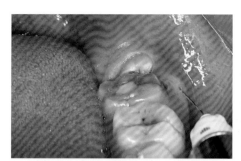

C. 三点注射法麻醉:颊侧近中注射点

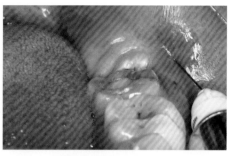

D. 三点注射法麻醉:颊侧远中注射点

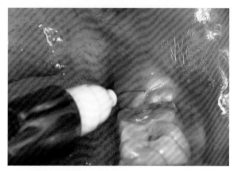

E. 三点注射法麻醉:舌侧注射点

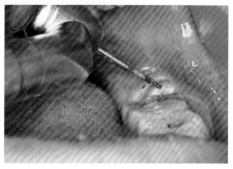

F. 先用裂钻在外露的牙冠上钻一洞

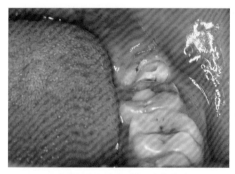

G. 洞深可达牙本质深层或髓腔

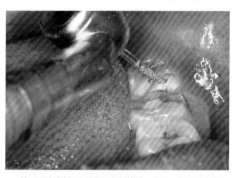

H. 换金刚砂钻继续颊舌向横断、冠根向纵断牙冠

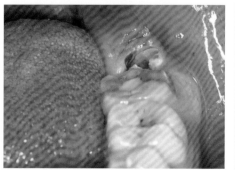

I. 牙冠已被横、纵断

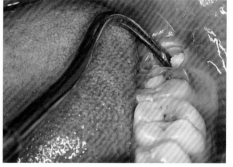

J. 用弯根尖挺插入横、纵断沟槽内

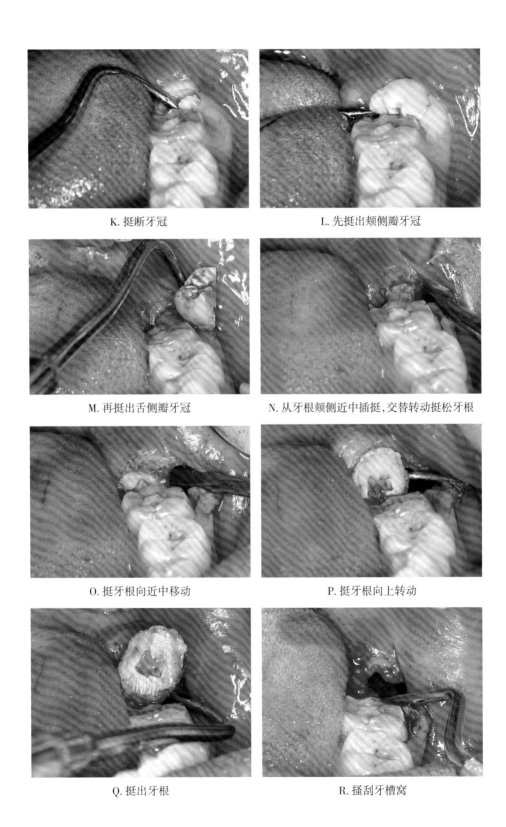

K. 挺断牙冠

L. 先挺出颊侧瓣牙冠

M. 再挺出舌侧瓣牙冠

N. 从牙根颊侧近中插挺,交替转动挺松牙根

O. 挺牙根向近中移动

P. 挺牙根向上转动

Q. 挺出牙根

R. 搔刮牙槽窝

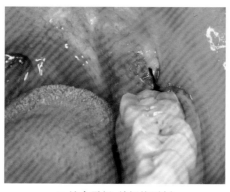

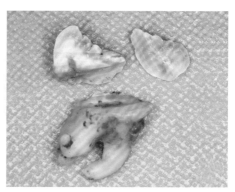

S.缝合牙龈,关闭拔牙创 　　　　　　T.阻生智齿被分成三瓣拔除

图 7-3-1　下颌水平位高位阻生智齿拔除案例(左侧)

视频 12　下颌水平位高位
阻生智齿拔除术

二、下颌水平位中位阻生智齿拔除术

下颌水平位中位阻生智齿仅远中牙冠部分萌出于牙龈,有时完全埋伏于龈下。远中牙冠露出牙龈者,麻醉后直接在外露的牙冠上钻孔并横、纵断牙冠。完全龈埋伏时需切除牙龈后再分牙拔除。

案例:患者女性,30 岁,要求拔除左下颌阻生智齿(图 7-3-2)。

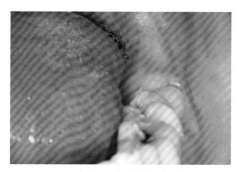

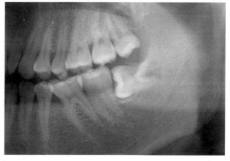

A.口腔检查:左下颌阻生智齿 　　　　B.X 线片示阻生智齿牙冠最高点低于邻牙
　　　　　　　　　　　　　　　　　　　　　　殆面

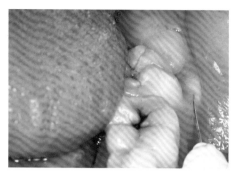

C. 三点注射法麻醉:颊侧近中注射点

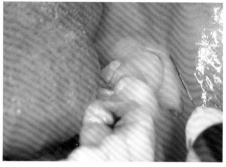

D. 三点注射法麻醉:颊侧远中注射点

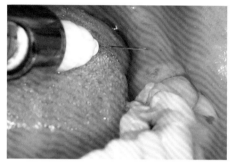

E. 三点注射法麻醉:舌侧注射点

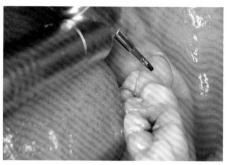

F. 长裂钻直接在外露的牙冠上钻一洞

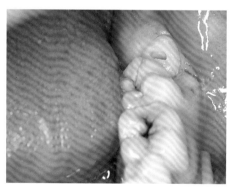

G. 洞的深度可达牙本质深层或牙髓腔

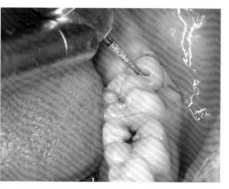

H. 换金刚砂钻继续沿颊舌向、近远中向将牙冠横、纵断

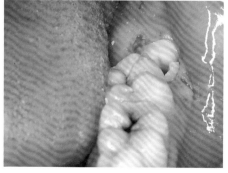

I. 被横、纵断后的牙冠

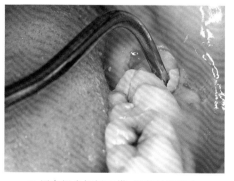

J. 用弯根尖挺插于横、纵断的沟槽内

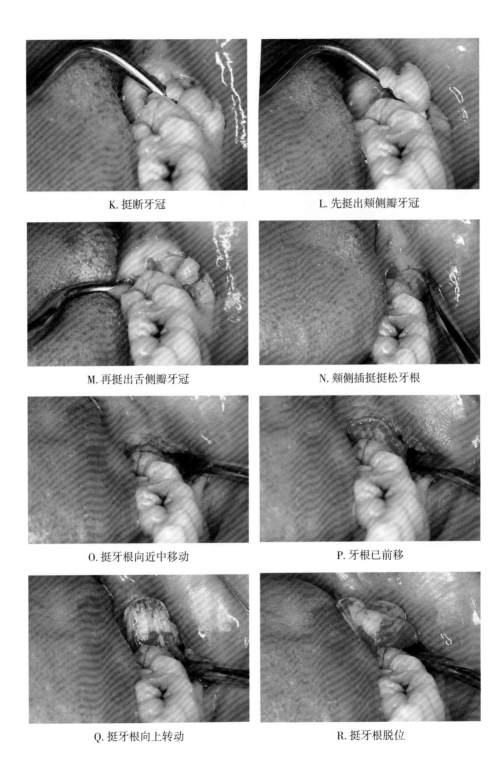

K. 挺断牙冠

L. 先挺出颊侧瓣牙冠

M. 再挺出舌侧瓣牙冠

N. 颊侧插挺挺松牙根

O. 挺牙根向近中移动

P. 牙根已前移

Q. 挺牙根向上转动

R. 挺牙根脱位

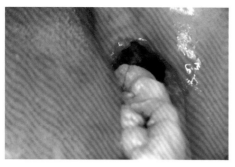

S.清理牙槽窝

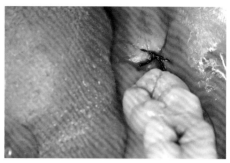

T.缝合牙龈,关闭拔牙创

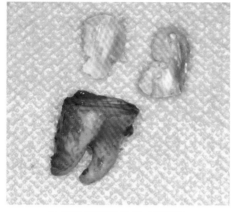

U.阻生智齿被分成三瓣拔除

图 7-3-2　下颌水平位中位阻生智齿拔除案例(左侧)

视频 13　下颌水平位中位
阻生智齿拔除术

三、下颌水平位低位阻生智齿拔除术

下颌水平位低位阻生智齿完全骨埋伏阻生,术中需切除覆盖阻生智齿冠、颈部上方牙龈,去骨暴露阻生智齿,其余步骤同下颌中位水平位阻生智齿拔除术。

案例:患者女性,22 岁,正畸需要拔除左下颌阻生智齿(图 7-3-3)。

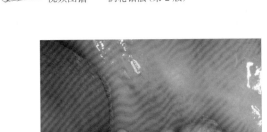

A. 口腔检查:38 完全埋伏阻生

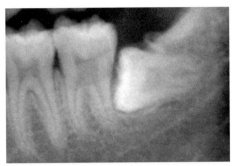

B. X 线显示阻生智齿低位水平位阻生

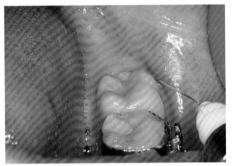

C. 三点注射法麻醉:颊侧近中注射点

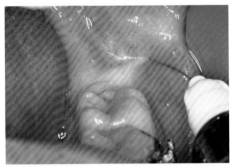

D. 三点注射法麻醉:颊侧远中注射点

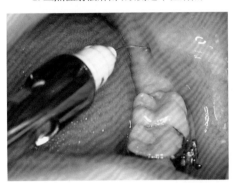

E. 三点注射法麻醉:舌侧注射点

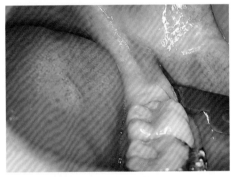

F. 三角形切龈:颊侧切口

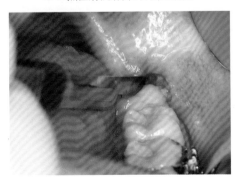

G. 三角形切龈:舌侧切口

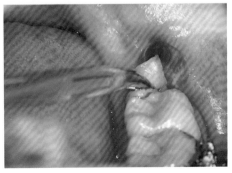

H. 切除相当于阻生智齿冠颈部上方的牙龈

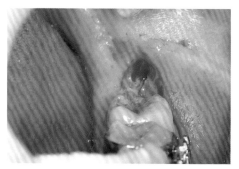

I. 三角形切除磨牙后三角区牙龈

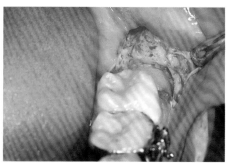

J. 去骨暴露出阻生智齿的牙冠,远中暴露到牙颈部

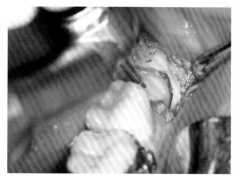

K. 用裂钻在牙冠上钻一深达牙本质深层的洞

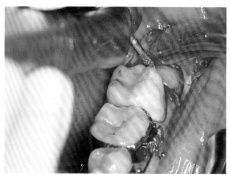

L. 换金刚砂钻继续颊舌向横断牙冠

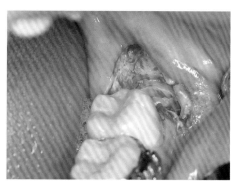

M. 牙冠被横断后可见颊舌向的一条沟槽

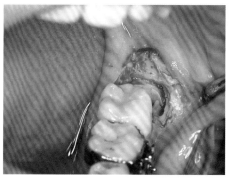

N. 再在被横断的牙冠上纵断分成颊舌两瓣

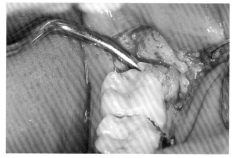

O. 用弯根尖挺插入沟槽内,颊舌向施力欲挺断牙冠

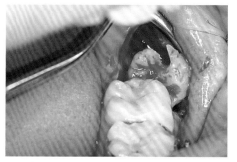

P. 纵断不彻底,整个牙冠与牙根分离,取出离断的牙冠

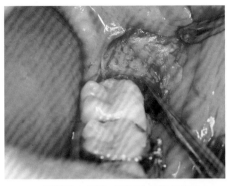

Q. 颊侧近中插挺,挺牙根向前方移动

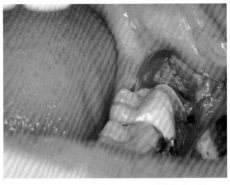

R. 牙根已经前移,但向上转动脱位仍受阻

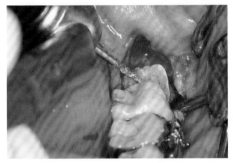

S. 再在近中受阻挡部位颊舌向磨出一沟槽

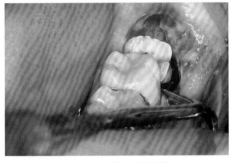

T. 颊舌向磨出的沟槽

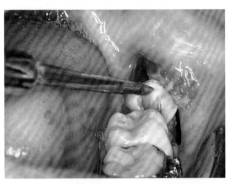

U. 用牙挺插入沟槽内将牙根分开

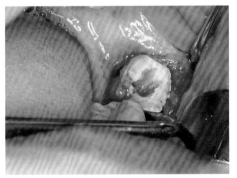

V. 阻力去除后顺利挺出牙根

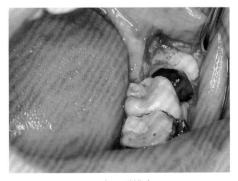

W. 清理牙槽窝

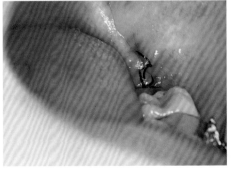

X. 缝合牙龈,关闭拔牙创

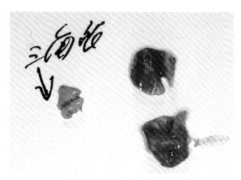

图 7-3-3　下颌水平位低位阻生智齿拔除案
例（左侧）

Y. 三角形牙龈瓣和拔除的阻生智齿

视频 14　下颌水平位低位
阻生智齿拔除术

四、下颌水平位颊侧中位（牙龈埋伏）阻生智齿拔除术

下颌水平位颊侧中位阻生智齿的拔除中，有少部分阻生智齿完全埋伏阻生，术中需切除牙龈加颊侧切口翻开黏骨膜瓣，方能暴露出阻生智齿牙冠；亦有少数阻生智齿三角切龈后只露出阻生智齿远中牙尖，拔除这类阻生智齿除三角形切龈、附加切口和翻瓣外，还需去除少许骨质，去骨范围以暴露出远中冠颈部为宜，然后用分牙法拔除。

案例：患者女性，32 岁，要求拔除右下颌阻生智齿（图 7-3-4）。

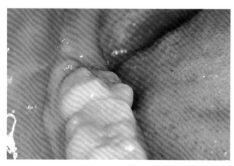

AA. 口腔检查：48 完全埋伏阻生

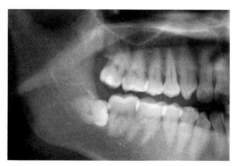

AB. X 线片显示阻生智齿水平位中位阻生

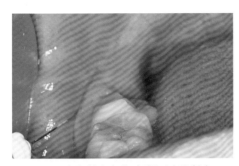

AC.三点注射法麻醉:颊侧近中注射点

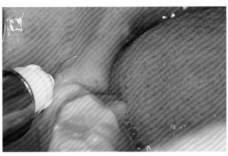

AD.三点注射法麻醉:颊侧远中注射点

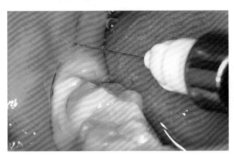

AE.三点注射法麻醉:舌侧注射点

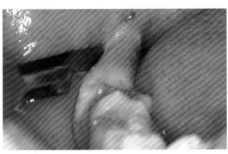

AF.三角形切龈:颊侧切口

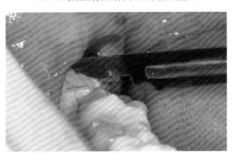

AG.三角形切龈:舌侧切口

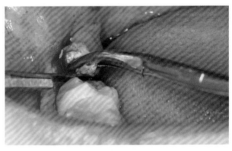

AH.三角形切除磨牙后区牙龈

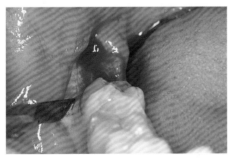

AI.三角形切龈后未见到阻生智齿,在颊侧做附加切口

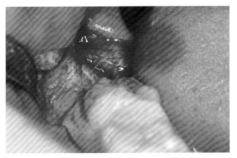

AJ.翻开颊侧黏骨膜瓣后,见阻生智齿牙冠仅露出很少部分

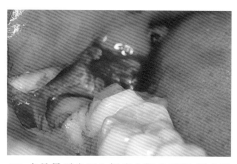

AK. 去骨暴露出阻生智齿大部分牙冠,远中达牙颈部

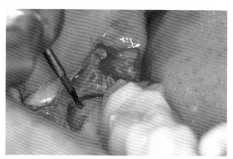

AL. 先用裂钻在牙冠的釉质上钻一洞

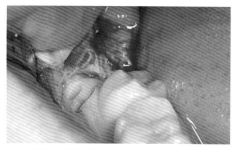

AM. 牙冠上钻洞的深度到达牙本质深层或牙髓腔

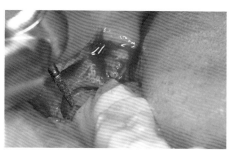

AN. 换金刚砂钻继续颊舌向横断牙冠

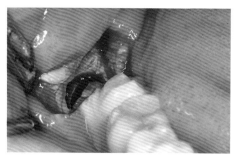

AO. 牙冠被横断后,可见颊舌向磨出一沟槽

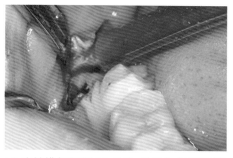

AP. 在被横断的牙冠上纵断,将其分成颊舌两瓣

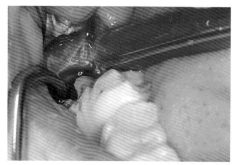

AQ. 用弯根尖挺插入沟槽内挺断牙冠

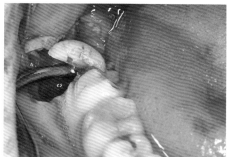

AR. 先挺出舌侧瓣牙冠

121

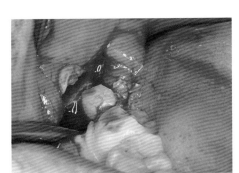

AS. 再挺出颊侧瓣牙冠

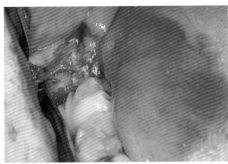

AT. 挺牙根向近中移动

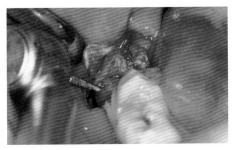

AU. 牙根已前移,但向上转动移位仍受阻,拟分根

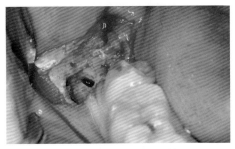

AV. 在牙根上磨出一沟槽

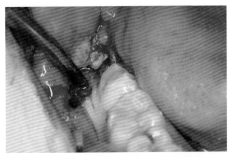

AW. 用牙挺插入沟槽内将牙根分开

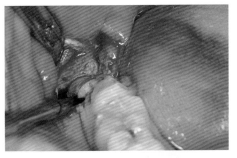

AX. 分开后先挺出远中部分

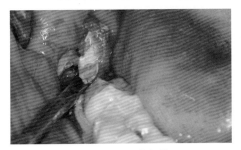

AY. 再挺出近中部分

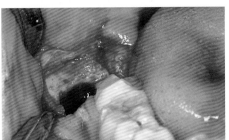

AZ. 清理牙槽窝

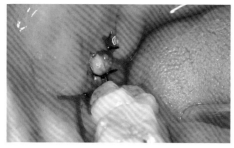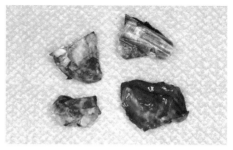

BA. 缝合牙龈, 关闭拔牙创　　　　　　　BB. 阻生智齿被分成四瓣拔除

图 7-3-4　下颌水平位颊侧中位(牙龈埋伏)阻生智齿拔除案例(右侧)

视频 15　下颌水平位颊侧高位
阻生智齿拔除术

五、下颌水平位颊侧低位阻生智齿拔除术

下颌水平位颊侧低位阻生智齿由于完全埋伏于牙列的颊侧,术中除三角形切龈外,还需在颊侧做一附加切口,切口范围应以暴露全部牙冠轴面为宜,其余去骨、分牙法步骤同下颌水平位低位阻生智齿拔除术(图 7-3-5)。

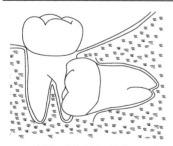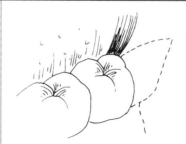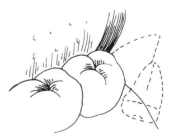

A. 下颌水平位颊侧低位阻生智　　B. 设计切龈,三角形切龈 + 颊侧　　C. 切口范围应以暴露全部牙冠
齿,智齿与邻牙牙根部分重叠　　　附加切口　　　　　　　　　　　　为宜

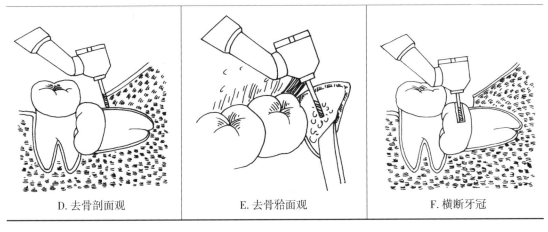

D. 去骨剖面观　　　　　　　　E. 去骨殆面观　　　　　　　　F. 横断牙冠

图 7-3-5　下颌水平位颊侧低位阻生智齿拔除术示意图

案例：患者女性，30 岁，要求拔除左下颌阻生智齿（图 7-3-6）。

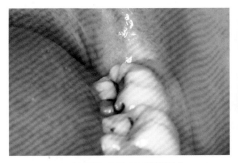

AA. 口腔检查见 38 埋伏阻生

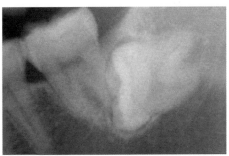

AB. X 线片示阻生智齿水平位颊侧低位骨埋伏阻生

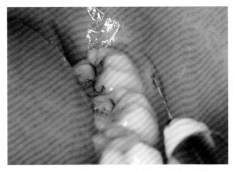

AC. 三点注射法麻醉：颊侧近中注射点

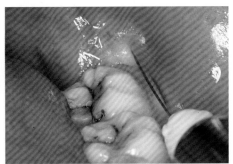

AD. 三点注射法麻醉：颊侧远中注射点

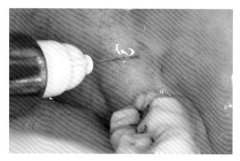

AE.三点注射法麻醉:舌侧注射点

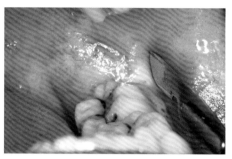

AF.三角形切龈:颊侧切口

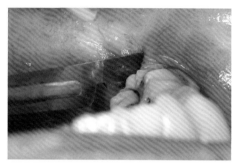

AG.三角形切龈:舌侧切口

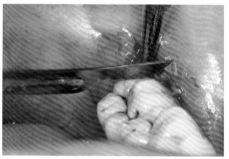

AH.三角形切除磨牙后区牙龈

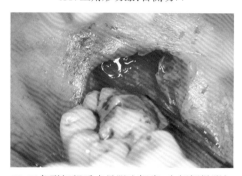

AI.三角形切龈后未见阻生智齿,在颊侧做附加切口

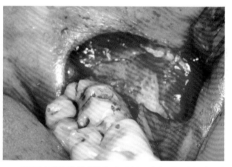

AJ.翻开颊侧黏骨膜瓣后,见阻生智齿牙冠仅露出远中小部分

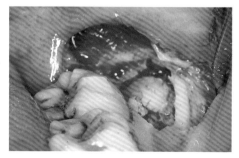

AK.去骨暴露阻生智齿牙冠,远中达牙颈部

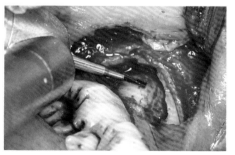

AL.先用裂钻在釉质上钻洞

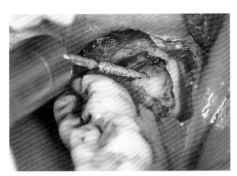

AM. 换金刚砂钻继续颊舌向横断牙冠

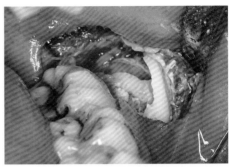

AN. 牙冠被横断后可见颊舌向磨出一沟槽

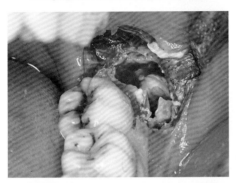

AO. 再在被横断的牙冠上纵断分成颊、舌两瓣

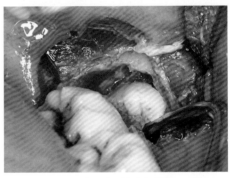

AP. 先挺出舌侧瓣牙冠

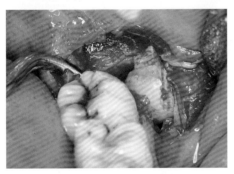

AQ. 再挺出颊侧瓣牙冠

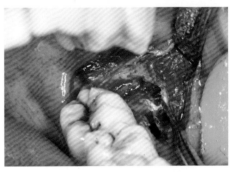

AR. 挺牙根向近中移动

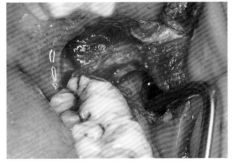

AS. 牙根已前移,但向上转动时仍受阻

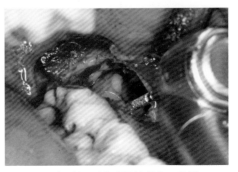

AT. 在牙根上沿牙长轴磨出一沟槽

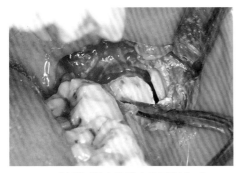

AU. 用牙挺插入沟槽内将牙根分开

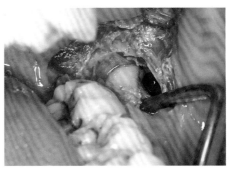

AV. 分开后,先挺松远中牙根

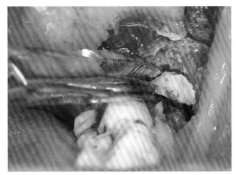

AW. 挺松后用止血钳取出远中牙根

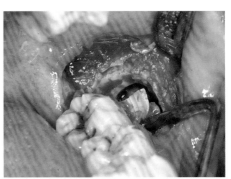

AX. 再挺松近中牙根

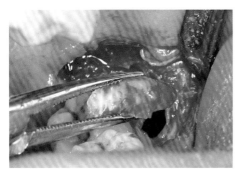

AY. 挺松后用止血钳取出近中牙根

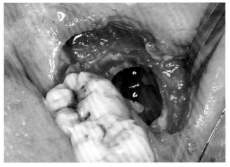

AZ. 清理拔牙窝

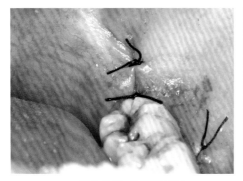

BA. 缝合牙龈,关闭拔牙创

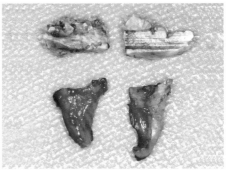

BB. 阻生智齿被分成四瓣拔除

图 7-3-6　下颌水平位颊侧低位阻生智齿拔除案例(左侧)

视频 16　下颌水平位颊侧低位
阻生智齿拔除术

第 八 章

下颌舌向位阻生智齿拔除术

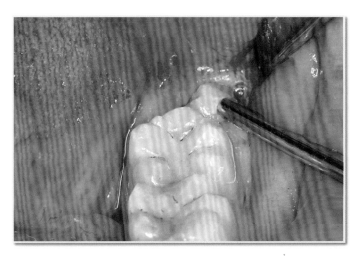

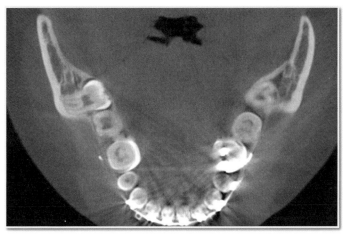

第一节　下颌舌向位阻生智齿拔除术要点解析及手术设计

下颌舌向位阻生智齿除完全骨埋伏外,不论牙位高低,舌侧骨板常缺失,无骨阻力,其牙根常较短而根阻力较小,故常用挺除法或冲出法拔除。

下颌舌向位阻生智齿倾斜角度不大(常见于高位),智齿与邻牙间有完整牙槽嵴时,常用挺除法拔除;舌侧倾斜角度较大时(常见于中位)或舌向水平位时,智齿与邻牙间常缺少牙槽嵴,如根阻力不大,用冲出法拔除较容易,如根阻力大(根分叉大)则用分根法拔除;低位阻生(完全骨埋伏)时,用去骨、分牙法拔除(图 8-1-1)。

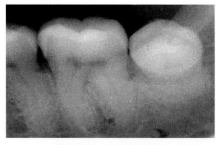

A. 舌向位高位:X 线显示阻生智齿与邻牙间有完整牙槽嵴,常用挺除法拔除

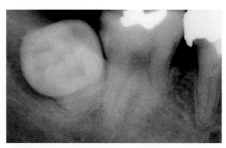

B. 舌向位中位:X 线显示阻生智齿与邻牙间缺少牙槽嵴

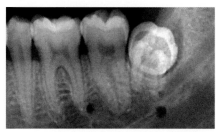

C. 舌向位中位:X 线显示阻生智齿与邻牙间缺少牙槽嵴且为双根,根阻力大,用分根法拔除

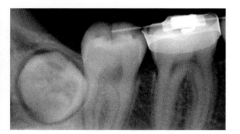

D. 舌向位低位:用去骨、分牙法拔除

图 8-1-1　下颌舌向位阻生智齿

第二节　各类下颌舌向位阻生智齿拔除术

一、下颌舌向位高位阻生智齿拔除术

挺出法:对于下颌舌向位高位阻生智齿,临床所见阻生智齿向舌侧倾斜,但倾斜角度不大,X 线显示阻生智齿与邻牙间有完整牙槽嵴,可作为挺出阻生智齿时牙挺的支点,因此可用挺出法拔除(图 8-2-1)。

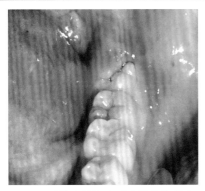

A. 口腔检查见智齿舌向位高位阻生

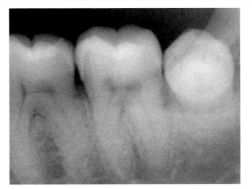

B. X 线示符合舌向位高位阻生

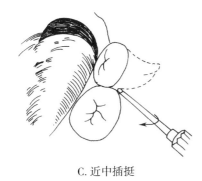

C. 近中插挺

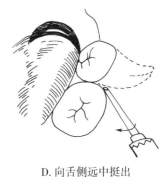

D. 向舌侧远中挺出

图 8-2-1　下颌舌向位高位阻生智齿挺除法示意图

视频 17　下颌舌向位高位阻生智齿拔除术
（冲出法）

二、下颌舌向位中位阻生智齿拔除术

（一）冲出法

下颌舌向位阻生智齿骨阻力主要在远中,而近中颈部紧贴于第二磨牙远中,两牙之间无牙槽嵴作为支点,所以在颊侧牙颈部磨一横沟,用冲出法向舌侧冲出。

关于冲出法,需注意以下两点:①冲出法适用于单根和冠阻力不大的病例;②冲击力的使用需由小到大。

案例 1 :患者女性,32 岁,下颌智齿中位舌向阻生要求拔除(图 8-2-2)。

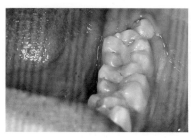

A. 口内检查见左下颌智齿舌向位中位
阻生

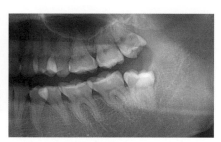

B. X线示智齿符合舌向位中位阻生

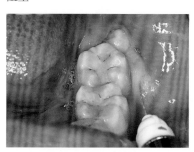

C. 三点注射法麻醉:颊侧近中注射点

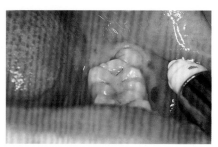

D. 颊侧远中注射点

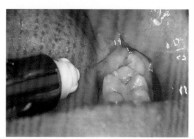

E. 舌侧注射点

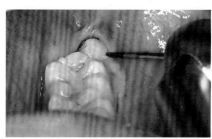

F. 用裂钻于阻生智齿颊沟处磨一沟槽

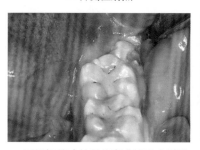

G. 可根据骨冲的形状磨成槽形或圆形

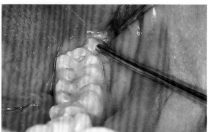

H. 置骨冲于槽内

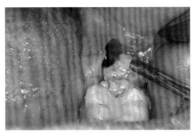

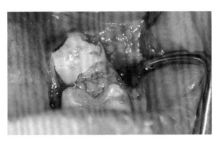

I. 为避免牙龈撕伤,剪开远中牙龈,逐渐加大冲击力将阻生智齿向舌侧冲击

J. 换弯根尖挺挺除智齿

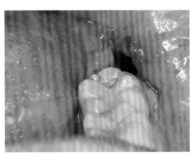

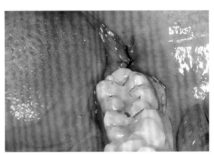

K. 清理牙槽窝

L. 缝合牙龈,关闭拔牙创

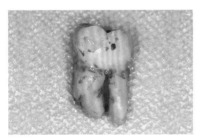

图 8-2-2　下颌舌向位中位阻生智齿冲出法案例(左侧)

M. 下颌舌向位中位双根阻生智齿被完整冲出

视频 18　下颌舌向位中位阻生智齿拔除术
(冲出法)

案例2:患者男性,26岁,右侧下颌智齿舌向位阻生要求拔除(图8-2-3)。

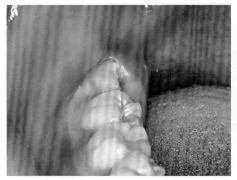

A. 口内检查见右下颌智齿舌向位阻生

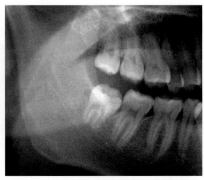

B. X线显示智齿中位阻生

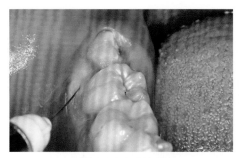

C. 颊侧近中麻醉注射点

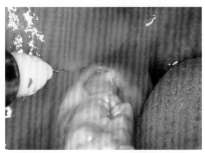

D. 颊侧远中麻醉注射点

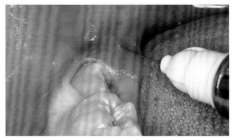

E. 舌侧麻醉注射点

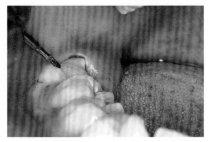

F. 用裂钻在阻生智齿颊沟处磨一横向沟槽

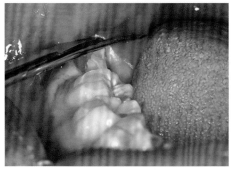

G. 剪开远中牙龈,避免冲出阻生智齿时撕伤牙龈

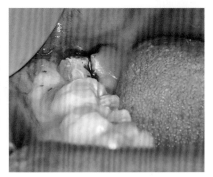

H. 颊侧沟槽和剪开的牙龈

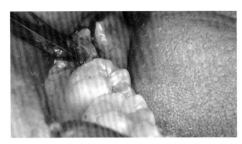

I. 置冲出器于沟槽内,向舌侧敲击

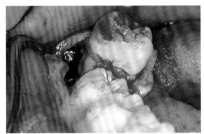

J. 阻生智齿向舌侧移位后用弯根尖挺挺除

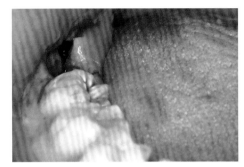

K. 清理牙槽窝

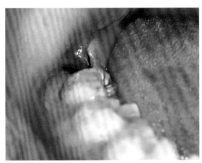

L. 缝合牙龈,关闭拔牙创

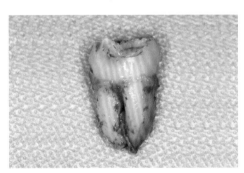

M. 被冲出的阻生智齿为双根但根分叉不大

图 8-2-3　下颌舌向位中位阻生智齿
冲出法拔除案例(右侧)

(二) 分牙拔除法

　　对于下颌舌向位中位阻生智齿,如果根分叉大、根肥大或有骨粘连(年龄较大的患者常见),冲出法可能将牙冠冲断而导致失败,可改用分牙法拔除(图 8-2-4)。

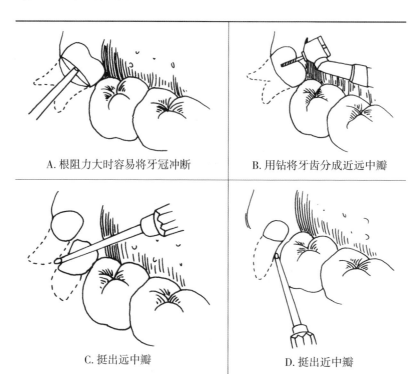

A. 根阻力大时容易将牙冠冲断　　　　B. 用钻将牙齿分成近远中瓣

C. 挺出远中瓣　　　　D. 挺出近中瓣

图 8-2-4　下颌舌向位中位阻生智齿分牙拔除法示意图

案例：患者男性，23岁，右下颌智齿舌向位中位阻生（如图8-2-5）。

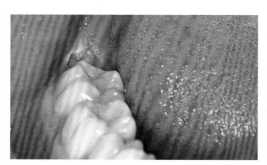
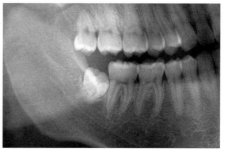

A. 右下颌智齿舌向位中位阻生，仅露出颊侧冠　　　　B. X线片显示智齿中位阻生，多根且弯曲

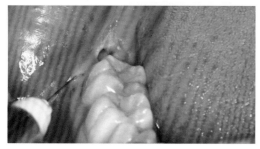
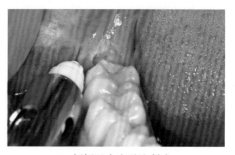

C. 颊侧近中麻醉注射点　　　　D. 颊侧远中麻醉注射点

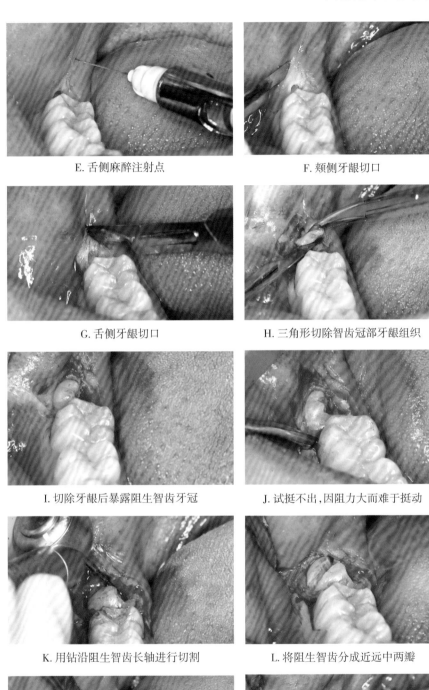

E. 舌侧麻醉注射点

F. 颊侧牙龈切口

G. 舌侧牙龈切口

H. 三角形切除智齿冠部牙龈组织

I. 切除牙龈后暴露阻生智齿牙冠

J. 试挺不出，因阻力大而难于挺动

K. 用钻沿阻生智齿长轴进行切割

L. 将阻生智齿分成近远中两瓣

M. 用直挺插入沟槽内，将牙齿近远中瓣分开，并挺除近中瓣

N. 挺除远中瓣

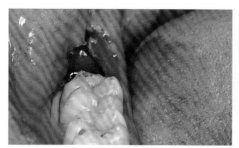

O. 清理牙槽窝

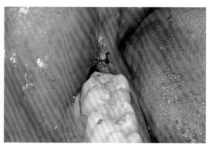

P. 缝合牙龈,关闭拔牙创

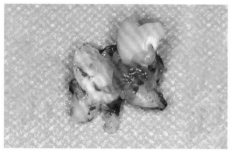

Q. 阻生智齿三根且弯曲

图 8-2-5　下颌舌向位中位阻生智齿
分牙拔除法案例(右侧)

视频 19　下颌舌向位中位阻生智齿拔除术
(分牙拔除法)

三、下颌舌向位低位阻生智齿拔除术

下颌舌向位低位阻生智齿由于完全骨内埋伏阻生,拔出时需要切龈、去骨。拔除过程与水平位阻生智齿拔除术相同,只是分牙多为沿牙长轴方向的纵行分牙(图 8-2-6)。

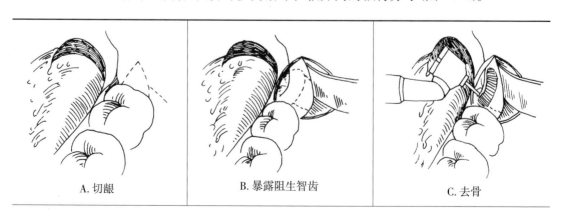

A. 切龈　　　　　　　　　　　B. 暴露阻生智齿　　　　　　　　　C. 去骨

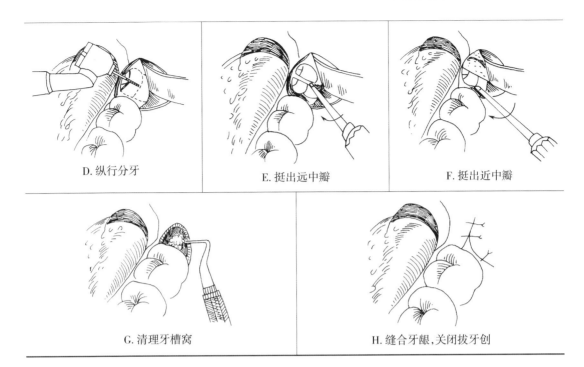

D. 纵行分牙   E. 挺出远中瓣   F. 挺出近中瓣

G. 清理牙槽窝   H. 缝合牙龈,关闭拔牙创

图 8-2-6　下颌舌向位低位阻生智齿拔除术示意图

　　案例 1 :患者男性,29 岁,右侧下颌舌向位低位阻生智齿。该病例特点:智齿舌向位低位阻生,而且埋伏于第二磨牙远中根下方,拔牙手术难度较大。为避免损伤第二磨牙牙根,术中多分牙,用挺时切忌以第二磨牙牙根为支点用力(图 8-2-7)。

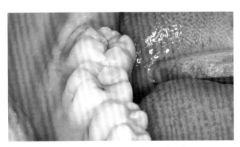

A. 口内检查未见到阻生智齿

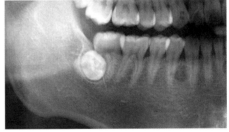

B. X 线片显示智齿颊向位或舌向位低位阻生

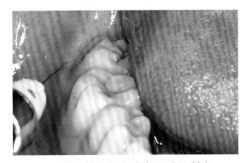

C. 三点注射法麻醉:颊侧近中注射点

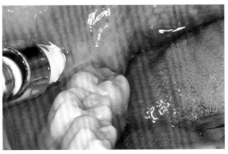

D. 三点注射法麻醉:颊侧远中注射点

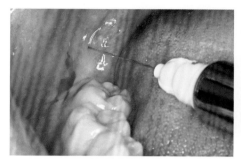

E. 三点注射法麻醉:舌侧注射点

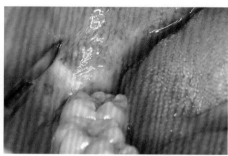

F. 三角形切龈:颊侧切口

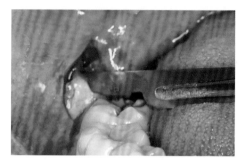

G. 三角形切龈:舌侧切口

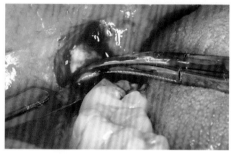

H. 三角形切除牙龈组织

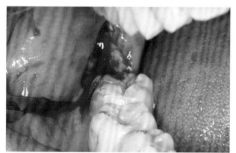

I. 颊侧附加牙龈切口

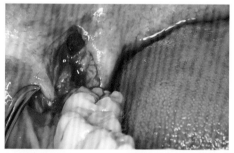

J. 翻开颊侧黏骨膜瓣暴露阻生智齿所在部位

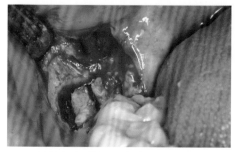

K. 用钻去除覆盖阻生智齿上方的牙槽骨

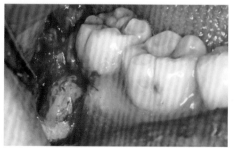

L. 去骨后先暴露出阻生智齿的牙颈部,见智齿牙冠朝向舌侧

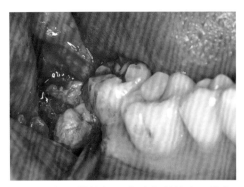

M. 分牙:先用裂钻沿阻生智齿长轴钻出一裂隙,用直挺插入裂隙内将其分开

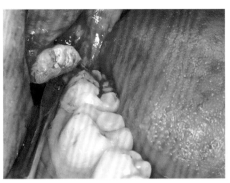

N. 用挺分牙时,远中冠折断,先挺出远中冠

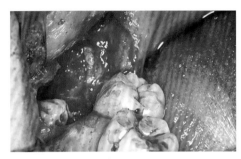

O. 挺出牙根

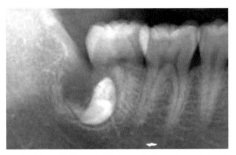

P. 为避免损伤第二磨牙牙根,术中拍摄 X 线片,了解阻生智齿牙冠与牙根的关系,以便采取应对措施

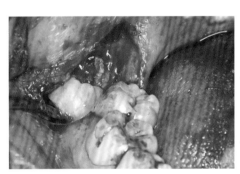

Q. 在避免用牙根作支点的情况下,小心挺牙冠离开第二磨牙牙根

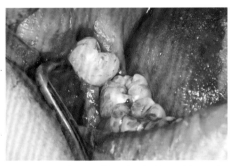

R. 最后挺出紧贴于第二磨牙牙根下的阻生智齿近中瓣牙冠

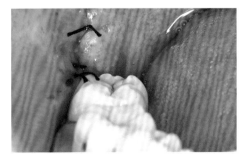

S. 清理牙槽窝,缝合牙龈,关闭拔牙创

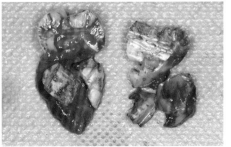

T. 拔除的智齿

图 8-2-7　下颌舌向位低位阻生智齿拔除法案例(右侧)

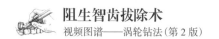

案例2:患者女性,25岁,因正畸需拔除埋伏阻生智齿(图8-2-8)。

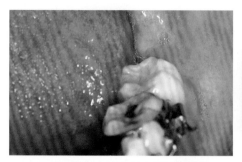

A. 口腔检查:口内未见左侧下颌智齿

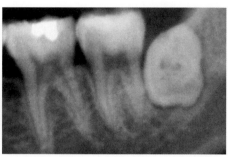

B. X线片显示智齿颊向或舌向位低位阻生

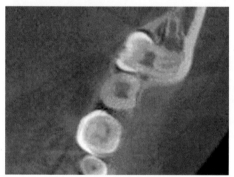

C. CBCT显示智齿舌向位

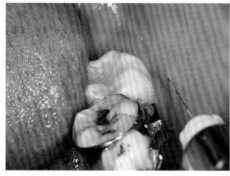

D. 麻醉三点注射法:颊侧近中注射点

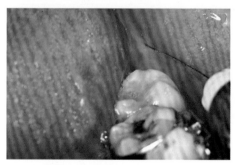

E. 麻醉三点注射法:颊侧远中注射点

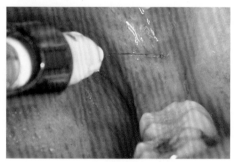

F. 麻醉三点注射法:舌侧注射点

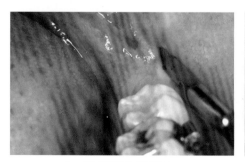

G. 三角形切龈:颊侧切口

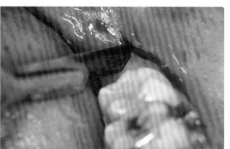

H. 三角形切龈:舌侧切口

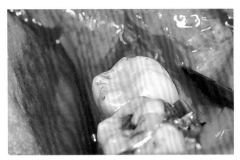

I. 颊侧附加切口

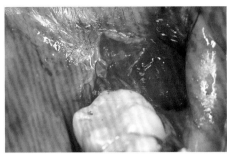

J. 翻开颊侧黏骨膜瓣暴露阻生智齿所在部位

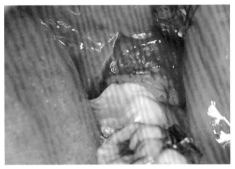

K. 去骨暴露出阻生智齿牙冠

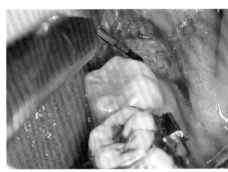

L. 分牙:先用裂钻沿阻生智齿长轴钻开冠部坚硬牙釉质,深度达牙本质深层

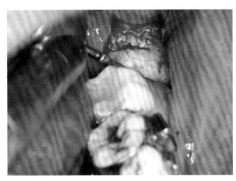

M. 换金刚砂车针继续纵行分开牙冠

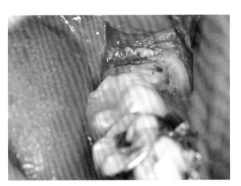

N. 牙冠部磨出的沟槽

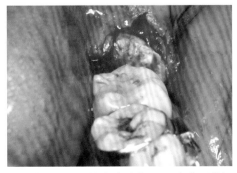

O. 用直挺插入沟槽内将牙齿近、远中分开并挺除远中瓣

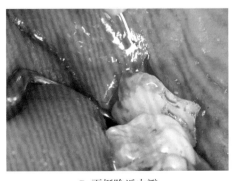

P. 再挺除近中瓣

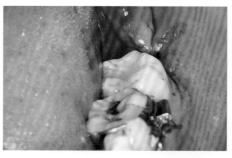
Q.清理牙槽窝,缝合牙龈,关闭拔牙创

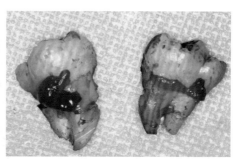
R.阻生智齿被分成近远中两瓣拔除

图 8-2-8　下颌舌向位低位阻生智齿拔除法案例（左侧）

视频 20　下颌舌向位低位阻生智齿拔除术

第 九 章

下颌阻生智齿牙胚拔除术

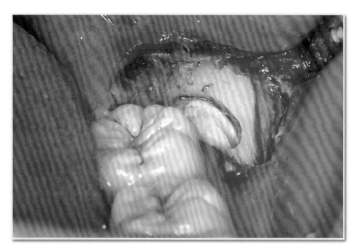

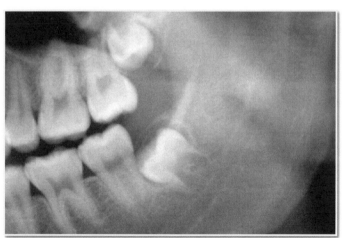

第一节 下颌阻生智齿牙胚拔除术要点解析

下颌阻生智齿牙胚完全埋伏于骨内,牙根多处于不同的牙囊阶段,拔牙时需要切开去骨,牙齿在牙囊内呈非固定状态,拔除时不宜施行劈冠,只能靠大量去骨才能拔除,用钻分牙拔除,能很大程度上减少去骨量,降低拔牙难度的同时也减少了对患者的创伤(图9-1-1)。

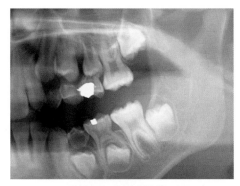

A.患者9岁,混合牙列期牙胚

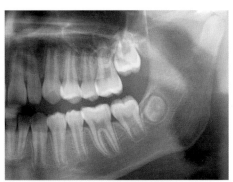

B.患者12岁,恒牙列期牙胚

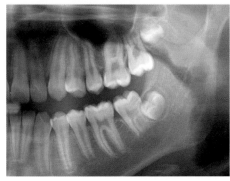

C.患者14岁,恒牙列期牙胚

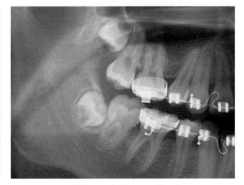

D.患者16岁,恒牙列期牙胚

图9-1-1 不同时期的阻生智齿牙胚

第二节 下颌阻生智齿牙胚拔除术的手术设计

临床上、下颌阻生智齿牙胚的拔除常见于青少年正畸患者。由于阻生智齿完全埋伏于骨内,因此同时存在软组织阻力和骨阻力,有时亦可存在邻牙阻力。手术设计采用三角形切龈,利用涡轮钻去除覆盖在牙冠部上方的牙槽骨暴露牙冠,然后用分牙法拔除(图9-2-1)。

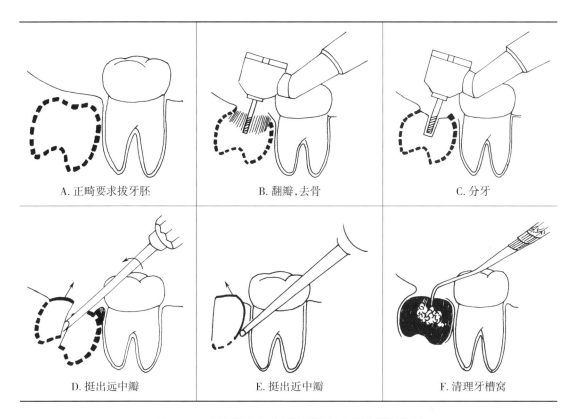

A. 正畸要求拔牙胚　　　　　B. 翻瓣，去骨　　　　　C. 分牙

D. 挺出远中瓣　　　　　E. 挺出近中瓣　　　　　F. 清理牙槽窝

图 9-2-1　下颌阻生智齿牙胚拔除法主要步骤示意图

第三节　下颌阻生智齿牙胚拔除法案例

案例 1 : 患者女性, 14 岁, 因正畸要求拔除左下阻生智齿牙胚(图 9-3-1)。

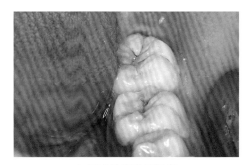

A. 口内检查未见智齿

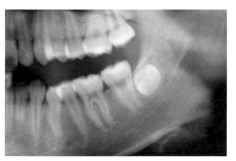

B. X 线显示阻生智齿牙胚完全骨内埋伏

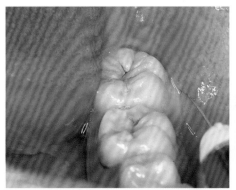

C. 三点注射法麻醉：颊侧近中注射点

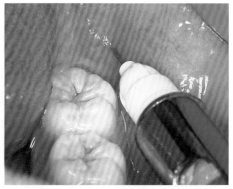

D. 三点注射法麻醉：颊侧远中注射点

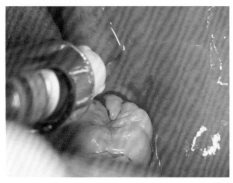

E. 三点注射法麻醉：舌侧注射点

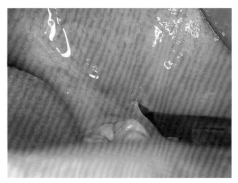

F. 三角形切龈：颊侧切口

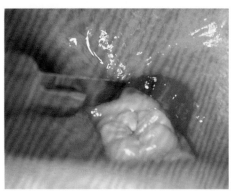

G. 三角形切龈：舌侧切口

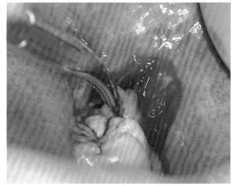

H. 三角形切除磨牙后牙龈

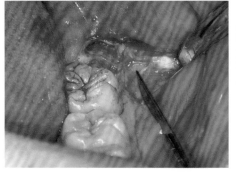

I. 颊侧附加牙龈切口

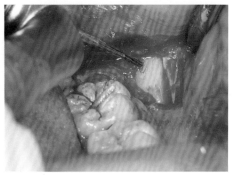

J. 翻开颊侧黏骨膜瓣，暴露阻生智齿所在部位

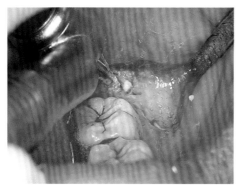

K. 去除覆盖在阻生智齿上方的牙槽骨

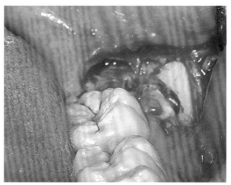

L. 暴露出阻生智齿牙胚

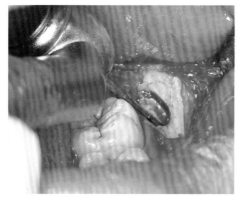

M. 用钻将牙胚颊舌向磨一沟槽

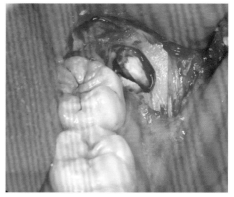

N. 显示牙冠部磨出的沟槽

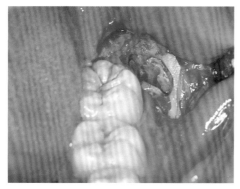

O. 用直挺插入沟槽内,将牙齿近、远中瓣分开

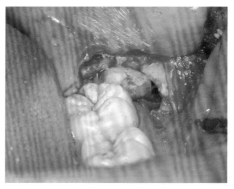

P. 先挺除远中瓣

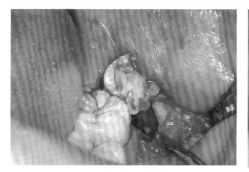

Q. 再挺除近中瓣

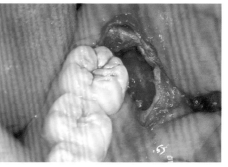

R. 清理牙槽窝

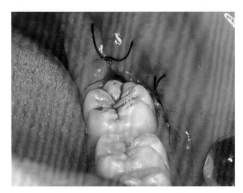

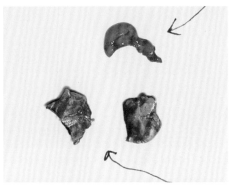

S.缝合牙龈,关闭拔牙创   T.牙囊和被分成2瓣拔除的牙胚

图 9-3-1 下颌阻生智齿牙胚拔除案例(左侧)

案例2:患者男性,15岁,因正畸需要拔除阻生智齿牙胚(图9-3-2)。

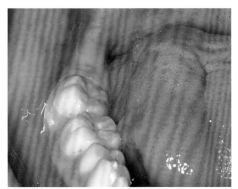

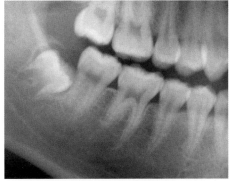

A.口内检查未见右侧下颌智齿   B.X线显示牙胚前倾位

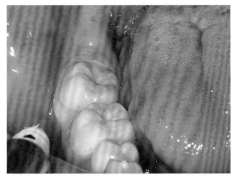

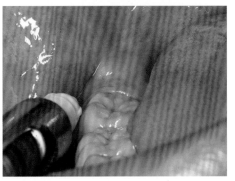

C.三点注射法麻醉:颊侧近中注射点   D.三点注射法麻醉:颊侧远中注射点

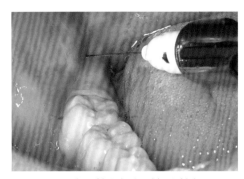

E. 三点注射法麻醉：舌侧注射点

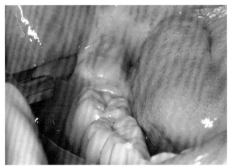

F. 三角形切龈：颊侧切口

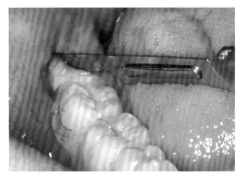

G. 三角形切龈：舌侧切口

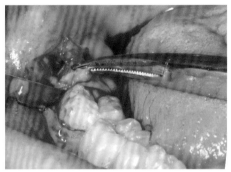

H. 三角形切除牙胚上方的牙龈组织

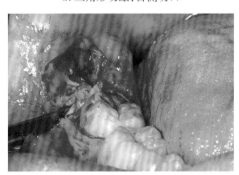

I. 因牙胚偏颊侧，在颊侧近中做一小切口

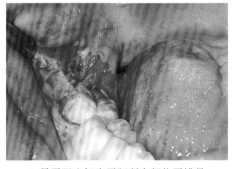

J. 暴露阻生智齿牙胚所在部位牙槽骨

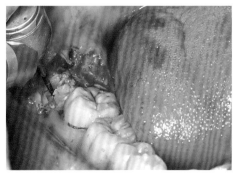

K. 用钻去除覆盖于牙冠上方的骨质

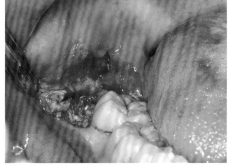

L. 暴露阻生智齿牙胚

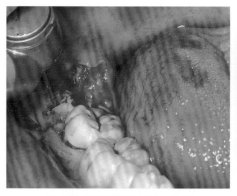

M. 用钻将牙胚颊舌向磨一沟槽

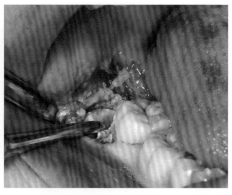

N. 用挺插于沟槽内将其分成近、远中瓣

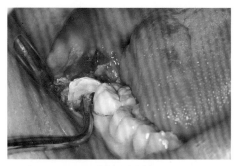

O. 挺出近中瓣

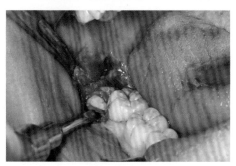

P. 挺出远中瓣

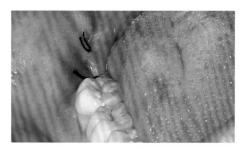

Q. 清理牙槽窝,缝合牙龈,关闭拔牙创

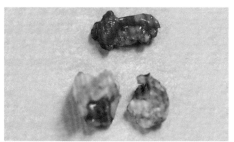

R. 阻生智齿牙胚近、远中瓣和牙囊

图 9-3-2 下颌阻生智齿牙胚拔除术案例(右侧)

视频 21 下颌阻生智齿牙胚拔除术

第 十 章

上颌近中位阻生智齿拔除术

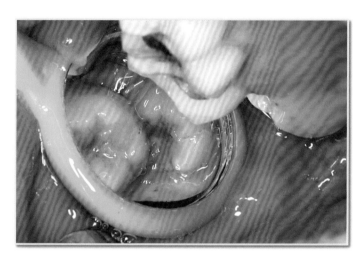

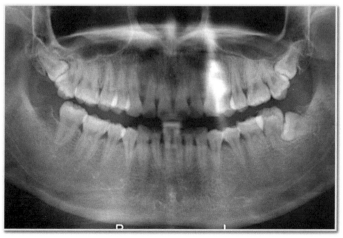

第一节　上颌近中位阻生智齿拔除术要点解析

上颌智齿异位、阻生十分常见,最常见的异位是颊向位或颊侧错位。上颌阻生智齿牙槽窝远中骨质较疏松,而且上颌结节后方是游离端,与下颌阻生智齿不同(下颌智齿后方是强大的下颌升支),用挺推动牙齿时正好是向阻力较小或无阻力的游离端移位,因此拔除上颌阻生智齿一般并不困难。

但是上颌近中位阻生智齿的拔除较困难,其一是由于阻生智齿倾斜的角度大小不同,邻牙所产生的阻力大小亦不同,尤其是近中位倾斜角度较大的中、高位阻生智齿和近中水平位阻生智齿,邻牙阻力较大;其二,由于上颌阻生智齿位于口腔后部,位置较深,视野狭窄,难于直视,操作困难,更难于施行劈冠等操作。在没有用钻拔法拔牙的年代,笔者曾多次见到,在拔除上颌近中倾斜阻生智齿的过程中,因长时间强行暴力地挺撬智齿,导致邻牙一并被挺松,最终连同邻牙一起拔除。

总之,上颌智齿中除近中位倾斜位和近中位水平位阻生智齿拔除较困难外,其他位的阻生智齿拔除均相对容易,所以本书只介绍上颌近中位阻生智齿的拔除。

第二节　上颌近中位阻生智齿拔除术的手术设计

上颌近中位阻生智齿包括近中倾斜(即前倾位)和近中水平位阻生智齿(图10-2-1)。

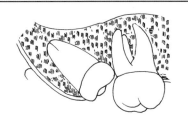
A. 上颌近中前倾位阻生智齿示意图

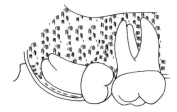
B. 上颌近中水平位阻生智齿示意图

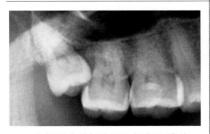
C. 上颌近中前倾位阻生智齿X线片

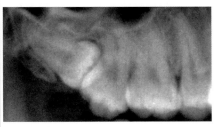
D. 上颌近中水平位阻生智齿X线片

图10-2-1　上颌近中位阻生智齿示意图及X线片

临床上,上颌前倾位阻生智齿多数为低位和中位,仅有近中牙尖抵触于邻牙远中,大部分牙冠已露出牙龈并暴露于口腔内,一般可直接用挺除法挺出(图 10-2-2)。

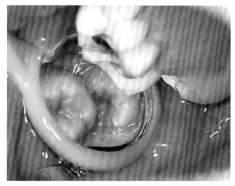 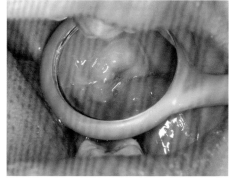

A. 上颌右侧前倾位阻生智齿已暴露于口腔中　　B. 上颌左侧前倾位阻生智齿已暴露于口腔中

图 10-2-2　上颌前倾位阻生智齿

上颌前倾位阻生智齿如果倾斜角度不大,其冠部可完全被牙龈覆盖,近中牙尖阻挡于邻牙远中牙颈部,切开牙龈或翻瓣后,用较细的直挺试挺,以探查邻牙阻力大小,如阻力不大,也可以直接用挺除法挺出(图 10-2-3)。

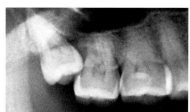

A. 上颌右侧前倾位中位阻生智齿 X 线片　　B. 上颌左侧前倾位中位阻生智齿 X 线片

图 10-2-3　上颌前倾位阻生智齿 X 线片

上颌前倾位阻生智齿如倾斜角度较大,则可能既有骨阻力,又有邻牙阻力,尤其以上颌中高位阻生智齿为重。对于这种上颌阻生智齿,需要去除覆盖咬合面及牙冠远中的骨阻力及冠部阻力方能挺除(图 10-2-4)。

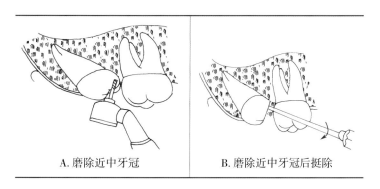

A. 磨除近中牙冠　　　　　　　　B. 磨除近中牙冠后挺除

图 10-2-4　上颌前倾位中位阻生智齿磨除近中牙冠后挺除

上颌近中水平位阻生智齿无论位置高低,冠部阻力都较大;近中水平位中、高位阻生智齿既有冠部阻力又有骨阻力,拔牙时需要磨除覆盖智齿冠、颈部骨阻力及智齿近中冠部阻力,方能挺出。与下颌智齿后方强大的下颌升支相比,上颌智齿远中骨质较疏松且上颌结节后方是游离端,骨阻力较小,因此,近中冠部阻力去除后,一般先挺除远中牙根部分,再挺除近中牙冠,但也可以先挺出近中牙冠再挺出远中牙根部分(图 10-2-5)。

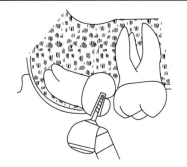

A. 上颌水平位阻生智齿磨除近中冠示意图

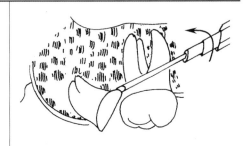

B. 磨除近中冠后挺出牙根示意图

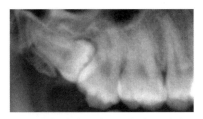

C. 上颌近中水平位阻生智齿 X 线片

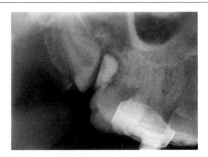

D. 横断近中冠后 X 线片

图 10-2-5　上颌水平位阻生智齿磨除近中牙冠后挺除

第三节　各类上颌近中位阻生智齿拔除术

一、上颌近中低位阻生智齿拔除术

上颌近中低位阻生智齿牙冠最低部位低于或平齐于邻牙咬合面,其大部分牙冠已露出牙龈,仅近中牙尖抵触于邻牙远中牙颈部,直接用钻从腭侧向颊侧磨除近中受阻部位,解除邻牙阻力后即可轻松挺出(图 10-3-1)。

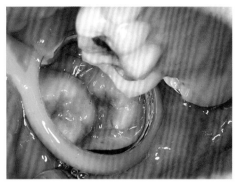

A. 上颌右侧近中低位阻生智齿

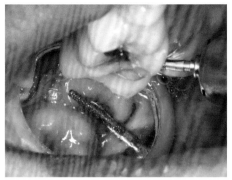

B. 局部浸润麻醉后直接用钻横断牙冠

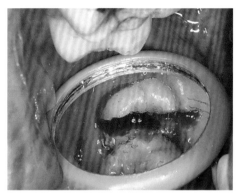

C. 近中受阻部位被横断

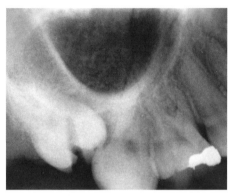

D. X 线片示横断后的上颌近中低位阻生智齿

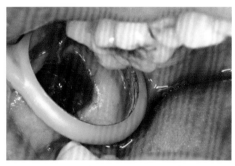

E. 牙槽窝未扩大可不予缝合

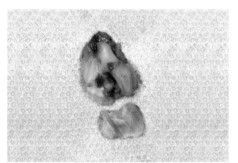

F. 离体的阻生智齿和近中牙冠

图 10-3-1 　右侧上颌近中低位阻生智齿拔除案例

二、上颌近中中位阻生智齿拔除术

　　上颌近中中位阻生智齿牙冠最低部位在邻牙咬合面与牙颈部之间,部分远中牙冠已露出牙龈,用钻直接在外露的牙冠上横断,然后用弯根尖挺挺出牙冠。如挺出牙冠时仍受邻牙阻挡,再纵断牙冠将其分成颊、腭两瓣后挺出。用窄直挺从颊侧近中插入将牙根挺松,最后挺出。在挺出脱位时如牙龈阻力大,为避免牙龈撕伤,可在再切开远中牙龈翻瓣后挺出(图 10-3-2)。

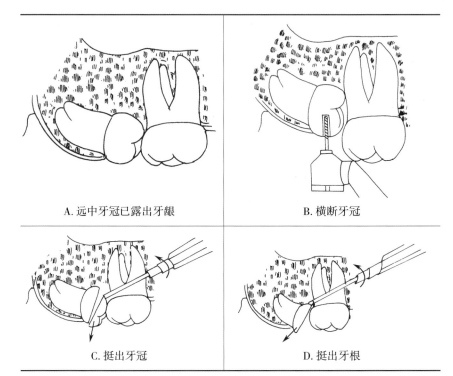

图A.远中牙冠已露出牙龈　　　　B.横断牙冠

C.挺出牙冠　　　　D.挺出牙根

图 10-3-2　上颌近中中位阻生智齿拔除术示意图

案例1：患者女性，26岁，拔除上颌近中中位阻生智齿（横断牙冠挺除法）（图10-3-3）。

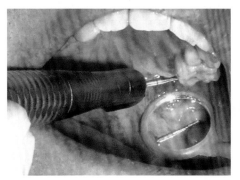

A.局部浸润麻醉后直接用钻横断牙冠

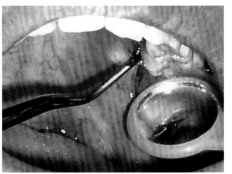

B.用弯根尖挺挺出牙冠

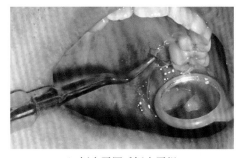

C.挺出牙冠后挺出牙根

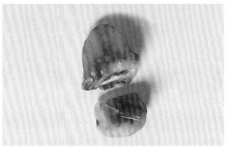

D.阻生智齿被分成两瓣拔除

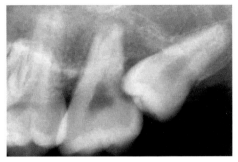

E. X 线显示中位阻生智齿

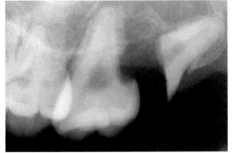

F. 冠阻力去除后的 X 线片

图 10-3-3　左侧上颌近中中位阻生智齿拔除案例

　　上颌近中中位阻生智齿位置较高,但倾斜角度不大,虽然冠部完全被牙龈覆盖,近中牙尖阻挡于邻牙远中牙颈部,切开牙龈或翻瓣后可用较细的直挺试挺,以探查邻牙阻力的大小,如阻力不大,直接用挺除法挺出。

　　案例 2:患者女性,21 岁,拔除上颌近中中位(龈埋伏阻生)阻生智齿(图 10-3-4)。

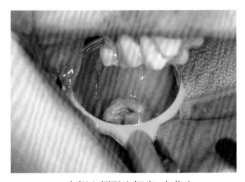

A. 右侧上颌阻生智齿,未萌出

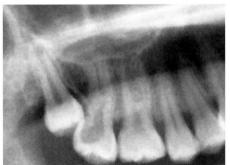

B. X 线显示阻生智齿近中中位倾斜但角度不大

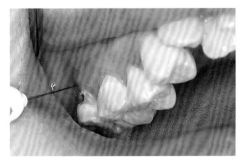

C. 局部麻醉:常规行上牙槽神经阻滞麻醉

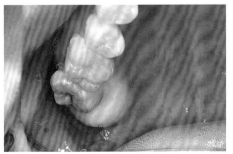

D. 上颌结节腭侧牙龈行局部浸润麻醉

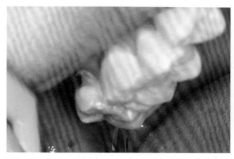

E. 切开牙龈翻瓣:切口自上颌结节向近中,至第二磨牙远中,然后颊侧延长至龈颊沟附近

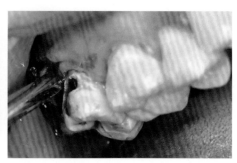

F. 向后上翻起黏骨膜瓣,用直挺从颊侧近中插入,向远中试挺

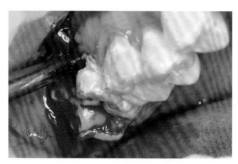

G. 挺松阻生智齿离开邻牙后,用力进一步挺松

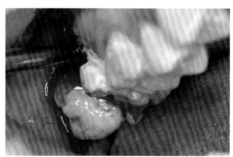

H. 向下挺阻生智齿脱位

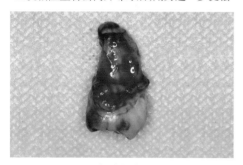

I. 阻生智齿被完整挺出

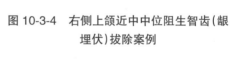

图 10-3-4　右侧上颌近中中位阻生智齿(龈埋伏)拔除案例

三、上颌近中高位阻生智齿拔除术

上颌近中高位阻生智齿虽然仅是近中牙尖阻挡于邻牙远中,但近中牙尖抵触于邻牙根部,位置较高,倾斜角度较大,且完全被牙龈和骨覆盖,拔牙时需切开牙龈、翻瓣、去骨,如阻力较大不能直接挺除时,用涡轮钻横断造成阻力的部分,然后再分别挺出牙冠和牙根。

案例:患者女性,要求拔除右侧上颌阻生智齿(图 10-3-5)。

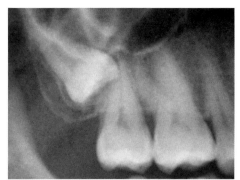

A.X 线示阻生智齿近中牙尖抵触于邻牙根部，位置较高且有骨阻力

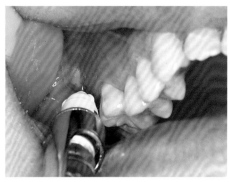

B. 局部麻醉：常规行上牙槽神经阻滞麻醉

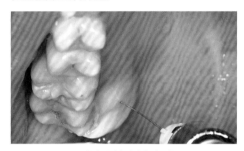

C. 腭侧局部浸润麻醉

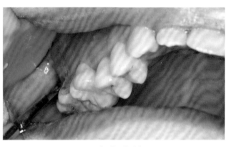

D. 切龈翻瓣

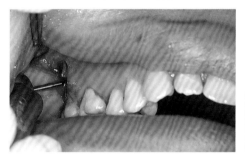

E. 用钻去骨暴露阻生智齿牙冠

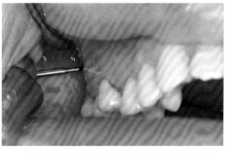

F. 用钻在阻生智齿牙冠上磨一颊舌向沟槽

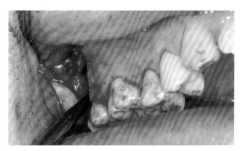

G. 用直挺插于沟槽内转动，将牙冠、牙根分开

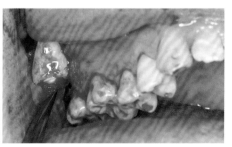

H. 先挺出牙根

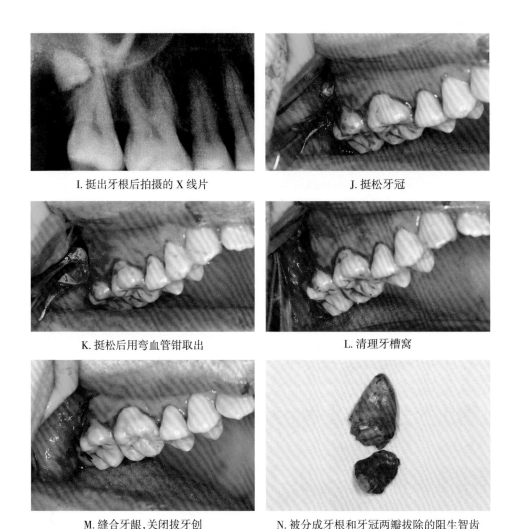

I.挺出牙根后拍摄的X线片

J.挺松牙冠

K.挺松后用弯血管钳取出

L.清理牙槽窝

M.缝合牙龈,关闭拔牙创

N.被分成牙根和牙冠两瓣拔除的阻生智齿

图10-3-5 右侧上颌近中高位龈阻生智齿拔除案例

四、上颌水平位高位阻生智齿拔除术

上颌水平位高位阻生智齿由于智齿长轴呈水平状抵触于邻牙远中面,并且完全埋伏于牙槽骨内,拔除时需切开牙龈、翻瓣和去骨,然后用涡轮钻将智齿分成牙冠和牙根,分别挺出。牙龈切口从上颌结节的最后部分开始,向前切至第二磨牙的远中面直到龈颊沟附近(图10-3-6)。

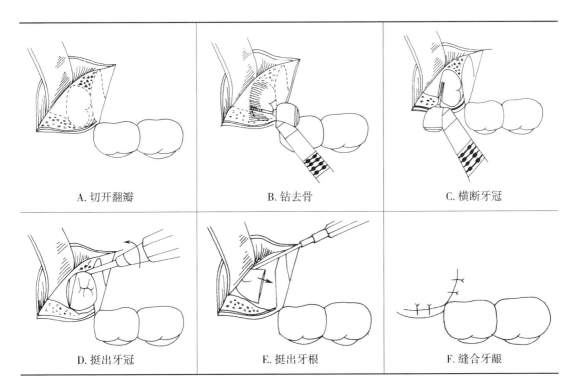

图 10-3-6　上颌水平位高位阻生智齿拔除步骤示意图

案例:患者女性,26 岁,要求拔除右上颌埋伏阻生智齿(图 10-3-7)。

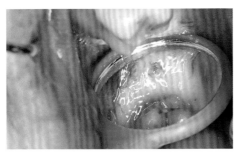

A. 口腔检查:右侧上颌智齿完全埋伏阻生

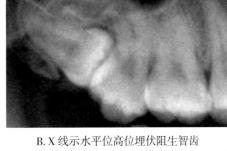

B. X 线示水平位高位埋伏阻生智齿

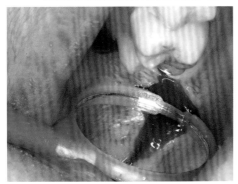

C. 局部麻醉后切开牙龈翻瓣

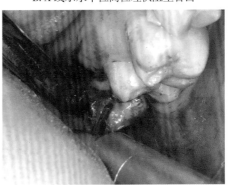

D. 磨除覆盖于冠部的骨质

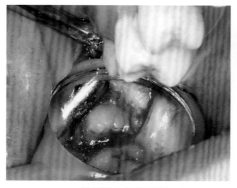

E.暴露阻生智齿牙冠

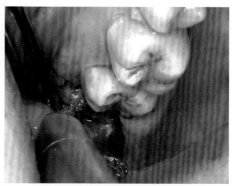

F.用钻横断牙冠

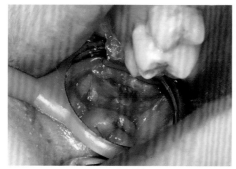

G.牙冠已横断

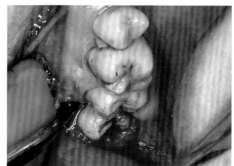

H.挺出牙冠

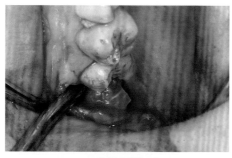

I.挺出牙根

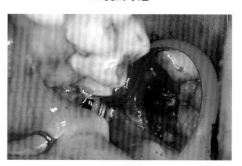

J.清理牙槽窝

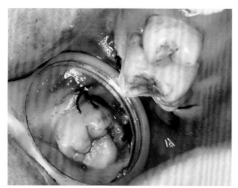

K.缝合牙龈，关闭拔牙创

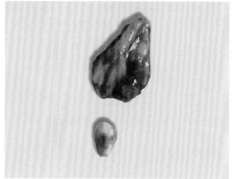

L.阻生智齿分牙后拔除

图 10-3-7　右侧上颌近中水平位高位阻生智齿拔除案例

第十一章

术中难点的处理

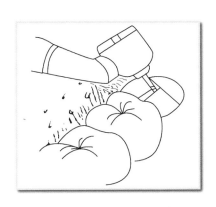
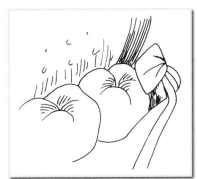
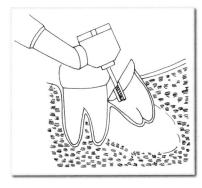
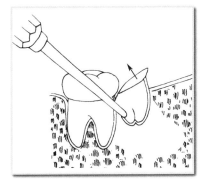
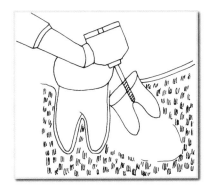
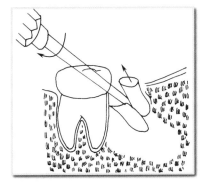

第一节　牙冠拔除的难点

用涡轮钻将牙冠横断后,挺出近中牙冠往往比较困难,因此还需要近远中向纵断近中牙冠,将其分成颊、舌两瓣分别挺出,必要时甚至一分再分直至挺出,最终达到解除邻牙阻力的目的(图11-1-1)。

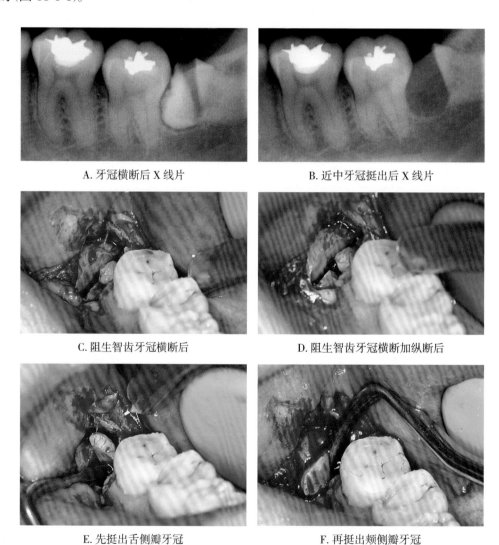

A. 牙冠横断后 X 线片　　　　　　　　B. 近中牙冠挺出后 X 线片

C.阻生智齿牙冠横断后　　　　　　　　D. 阻生智齿牙冠横断加纵断后

E.先挺出舌侧瓣牙冠　　　　　　　　F. 再挺出颊侧瓣牙冠

图 11-1-1　挺出近中牙冠困难时的处理方法

第二节　难拔牙根的处理

牙齿拔除过程中折断牙根的处理措施,要根据断根的情况、医师的水平、患者的理解及配合情况来确定。如果拔牙过程中有小于 1/3 根长的活髓牙根折断、确实掏取困难或因掏根可能引起其他严重并发症时,这样的断根可暂时保留观察。对少数极小的折断于牙槽窝内掏取确实困难的根尖,亦可留置不取,注意临床密切观察。但如果是如下情况,则应尽量拔除断根:

(1) 死髓牙的断根,尤其是根尖有病变的断根。

(2) 进入上颌窦的断根,不论活髓与否必须取出,否则容易在断根周围形成局限性感染灶或上颌窦炎。

(3) 移位于软组织内(如骨膜下、黏膜下、咽旁间隙、颌下间隙等)的断根,应尽量取出,否则可能引起相邻组织的感染。

如果下颌阻生智齿根分叉大或牙根过长,在牙冠挺出后,牙根已松动前移,但在向上挺撬仍受到邻牙阻挡或挺牙根前移有困难时,可采用:①分根法(双根);②磨除近中法(单根);③去骨分牙法(根骨粘连、根肥大)(图 11-2-1)。

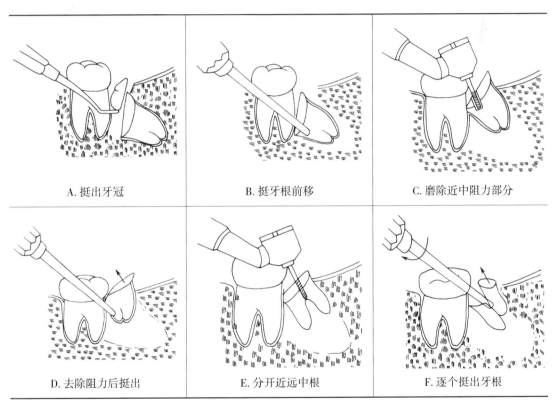

A. 挺出牙冠　　　　　　B. 挺牙根前移　　　　　　C. 磨除近中阻力部分

D. 去除阻力后挺出　　　　E. 分开近远中根　　　　　F. 逐个挺出牙根

图 11-2-1　牙根拔除困难时的处理方法示意图

一、分根法

下颌阻生智齿根分叉大,在去除牙冠后,有时牙根虽然挺松前移,但向上脱位时仍会受到邻牙阻挡,此时可在牙根颊侧沿牙齿长轴磨一沟槽,用弯根尖挺或直挺插于沟槽内将牙根近远中向分开,然后分别挺出(图 11-2-2)。

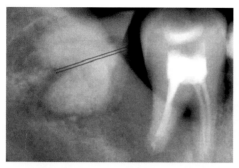

A. 牙根虽然挺松前移,但仍然不能顺利挺出

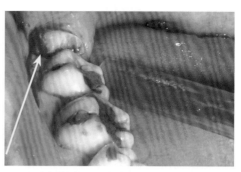

B. 在颊侧磨一沟槽后分成近远中两部分

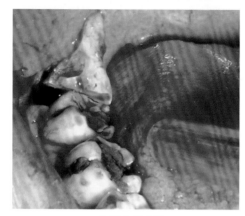

C. 先挺出远中根

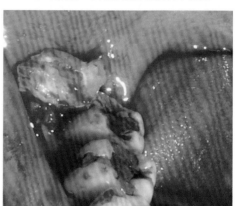

D. 再挺出近中根

图 11-2-2　分根法案例(右侧)

二、磨除近中法

阻生智齿在去除近中牙冠后,有时牙根前移向上挺撬脱位仍有阻力,但阻挡不大,此时只需磨除近中阻挡部位解除邻牙阻力后即可轻松挺出(图 11-2-3、图 11-2-4)。

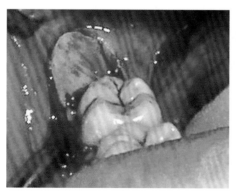

A. 牙根脱位受阻

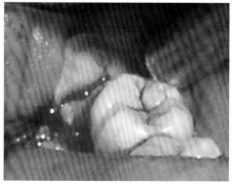

B. 磨出近中受阻部位

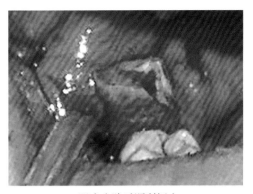

C. 阻力去除后顺利挺出

图 11-2-3　磨除近中法案例 1（右侧）

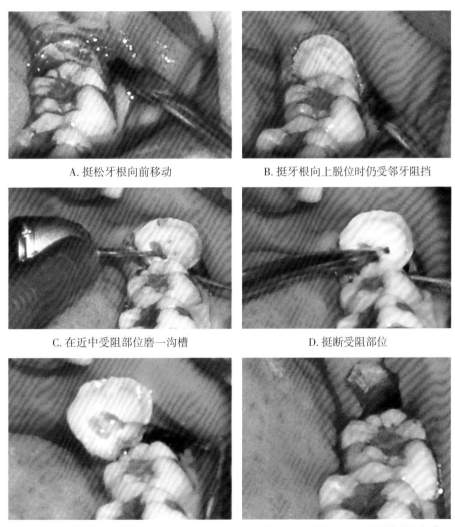

| A. 挺松牙根向前移动 | B. 挺牙根向上脱位时仍受邻牙阻挡 |

C. 在近中受阻部位磨一沟槽　　　　　　D. 挺断受阻部位

E. 近中阻力去除后挺出牙根　　　　F. 保护了牙槽窝开口处的牙槽骨和龈缘

图 11-2-4　磨除近中法案例 2（左侧）

三、去骨分牙法

少数阻生智齿(多根、根周骨粘连、根弯向近中、根端肥大、特长根、双根相互弯等)去除牙冠阻力甚至分根后仍挺不出,或多次挺断时,可采用多分牙、去骨、增隙等方法拔除(图11-2-5、图11-2-6)。

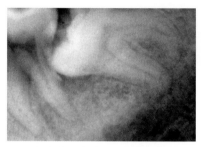
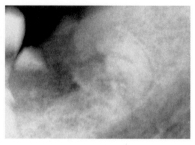

A. 根弯向近中的阻生智齿 X 线片　　B. 复杂掏根,挺除过程中多次断根,使用涡轮钻增隙后挺出牙根

图 11-2-5　根弯向近中时挺除过程中多次断根 X 线

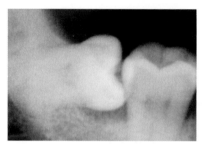
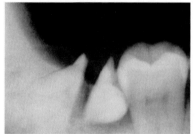

A. 牙根牙槽骨密度一致　　　　　　B. 牙冠横断后

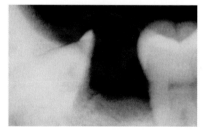
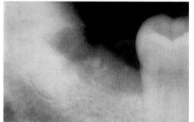

C. 牙冠挺出后　　　　　D. 剩余牙根难以挺出,使用涡轮钻增隙或直接磨除粘连牙根

图 11-2-6　复杂掏根病例 X 线(根骨粘连)

视频 22　下颌倒置位阻生智齿拔除术(左)　　视频 23　下颌倒置位阻生智齿拔除术(右)

第十二章

涡轮钻法拔除阻生智齿常见 并发症的预防和处理

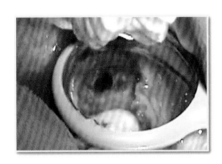
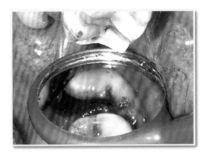
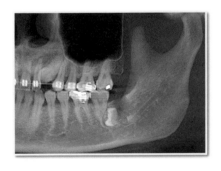
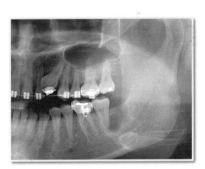

第一节　术中可能出现的并发症及防治

(一)涡轮钻磨伤邻牙

用钻分牙,尤其是用金刚砂车针纵断下颌阻生智齿牙冠时,若用钻的姿势不正确,容易磨伤邻牙远中面;分割上颌近中阻生智齿时,因视野不清,仅凭感觉操作,也很容易损伤邻牙远中面(图12-1-1)。

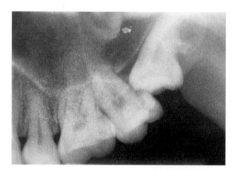 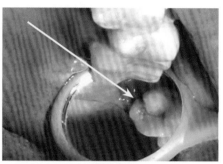

A.上颌近中阻生智齿X线片　　　　B.拔上颌近中阻生智齿用钻时磨伤邻牙远中

图12-1-1　涡轮钻磨伤邻牙

(二)邻牙松动、脱落

若邻牙存在松动、龋坏或根尖周病变等情况,可能在挺拔阻生智齿时使邻牙脱落或损伤。因此,在拔除阻生智齿前,需要全面了解邻牙的情况,以及邻牙周围甚至邻牙以外的牙齿的情况,充分考虑在受力时可能出现的后果,以便采取不同的措施避免其发生(图12-1-2)。

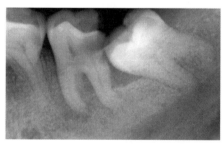 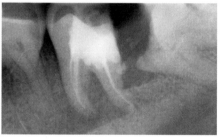

A.X线示邻牙根周骨质吸收,且牙齿松动;如　　B.X线示磨除下颌阻生智齿的牙冠创造出足果直接受力,易同时将邻牙挺出　　　　　　够的间隙,以避免事故的发生

图12-1-2　邻牙根周骨质吸收的处理

拔除颊侧垂直错位阻生智齿时,尤其是低位阻生,智齿与邻牙牙冠有部分重叠,如邻牙为锥形根、牙槽间隔吸收过多且已经松动,或第一磨牙缺失时,要防止邻牙向舌侧脱位(图12-1-3)。

(三)损伤邻牙修复装置

用牙挺拔牙时,用力初期邻牙难免会受力,在挺出牙冠和牙根时,邻牙难免不同程度的受力,故当邻牙远中为大充填体、烤瓷冠或戴有矫治装置时,应采取改变拔牙方法、变换常规的插挺位置、调整用力大小及用力方向、甚至采取多次分牙等保护措施,以避免损伤邻牙及其装置(图 12-1-4~ 图 12-1-6)。

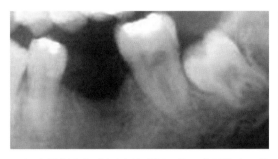

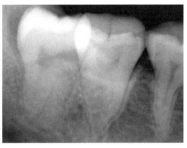

A. 智齿低位阻生,邻牙为锥形根且第一磨牙缺失。拔除该类阻生智齿应采取正中分牙或多分牙的拔除方法,用牙挺时要避免邻牙受力过大

B. 智齿颊侧垂直错位,根尖较肥大,冠部与邻牙重叠,邻牙舌向位且根呈锥形。拔除该类阻生智齿切忌在两牙之间插挺用力,更忌在两牙之间插挺用暴力敲入,最好采用磨除远中法,从颊侧近中插挺向远中挺松后挺出

图 12-1-3　颊侧错位智齿的处理

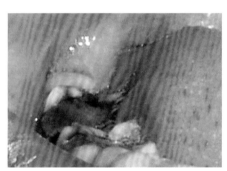

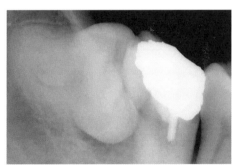

A. 邻牙大面积充填体

B. X 线片显示邻牙远中牙体薄弱易碎

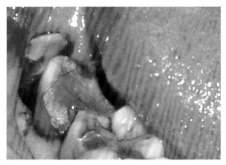

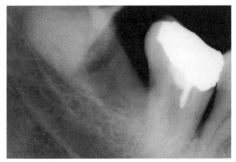

C. 横断牙冠尽量远离邻牙远中并且多次分牙,以避免邻牙受力过大而破碎

D. 足够宽的间隙供牙根移动,挺牙根向上脱位时尽量避免邻牙受力

图 12-1-4　邻牙有大面积充填体的处理

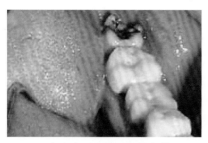

A. 智齿邻牙为烤瓷冠修复体

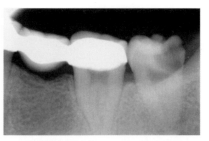

B. 从颊侧插挺将智齿挺松,待出现间隙后,再将牙挺插入近中牙槽嵴上挺出智齿,可避免牙挺挤碎烤瓷冠

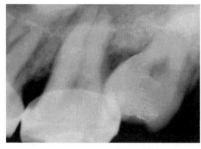

C. 邻牙有固定修复装置,又无法施行劈冠,强行挺拔易破坏邻牙固定装置

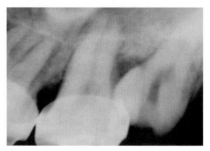

D. 用涡轮钻将阻生智齿牙冠近中部分去除即可放心挺出

图 12-1-5 邻牙为烤瓷冠修复体

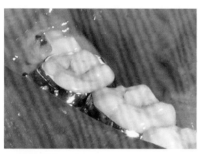

A. 智齿舌向位阻生,邻牙戴矫治装置,近中插挺容易损坏矫治器,但用冲出法可避免事故发生

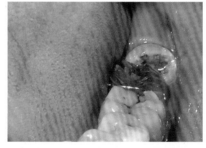

B. 智齿水平阻生,邻牙金属冠易脱落,拔除时尽可能去除近中阻力并尽量避免金属冠受力

图 12-1-6 邻牙戴矫治装置及金属全冠

(四) 对颌牙损伤

对颌牙常因牙钳撞击而损伤,易发生于无保护措施时,术中应注意保护并控制用力,待牙充分松动后再牵引,并注意左手的保护位置。若邻牙、对颌牙损伤但未脱落,可在数月后恢复功能。

(五) 邻近软组织损伤

使用高速涡轮钻,尤其是用金刚砂钻时,若保护隔离不当,会缠卷损伤软组织。软组织损伤后,会引起组织的出血、肿胀、疼痛,甚至感染(图12-1-7)。

挺拔阻生智齿时,邻近软组织损伤常见于牙挺使用时支点不牢、用力过大、保护不到位

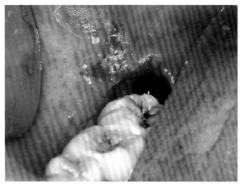
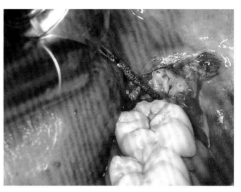

A. 钻损伤颊部黏膜　　　　　　　　　B. 高速转动的砂石针容易损伤舌黏膜

图 12-1-7　涡轮钻损伤颊部及舌黏膜

而导致器械滑脱,刺伤腭、口底等邻近组织。因此操作时需保持可靠的支点,使用有控制的力,稳妥有效的保护,避免过度牵拉是防止发生软组织损伤的要点。

(六) 牙龈损伤

牙龈损伤多为撕裂伤。主要发生于舌侧骨板粘连者或舌侧牙龈分离不彻底、牙与牙龈仍有连接的情况下,牙龈随牙拔出而发生的撕裂;使用牙挺时动作幅度过大亦可造成牙龈撕裂。

牙龈撕裂后组织内的血管破裂发生出血是拔牙术后出血的主要原因之一。为避免牙龈损伤,要按规范进行操作,发现牙龈与患牙仍有粘连时应及时分离。已撕裂的牙龈应复位缝合。

(七) 术中出血

用涡轮钻拔水平阻生智齿时,在横断牙冠的过程中,钻穿阻生智齿髓腔时可见少量出血,此时不影响操作;如果钻穿牙体磨到冠周骨组织,此时出血的量会增多,但一般也不至于影响操作。但若在拔牙过程中,尤其是拔低位水平阻生智齿,磨到深部出血突然增多,影响继续操作时,则有可能是伤及下牙槽动脉或颌骨内的病变(如血管瘤)(图 12-1-8)。

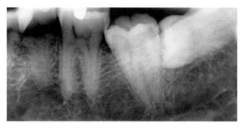
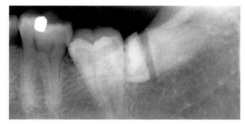

A. 下颌中位水平位阻生智齿　　　　　B. 术中突然出血不止,不能继续进行手术

图 12-1-8　下颌中位水平位阻生智齿术中出血案例的 X 线片

术中出血的处理:在横断牙冠时如突然出现涌血不止,此时牙齿未拔除,止血较为困难。可用浸润肾上腺素的小纱条填塞于裂隙内,上面置纱球并嘱患者咬紧,数分钟后缓慢撤出纱球即可将血暂时止住,继续完成手术。

如出血不止又无法止血,可在吸引器的帮助下,迅速钻开牙齿尽快将其拔除,术后应严密缝合,防止再次大出血。

(八) 钻针折断

钻针有时会发生折断(尤其是裂钻),如发现钻针折断,应立即拍X线片定位,取出断针,以免日后发生感染。用金刚砂针可避免断针发生(图12-1-9)。

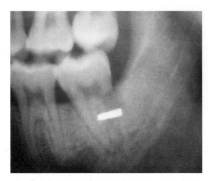
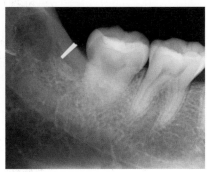

A.钻针折断数月后瘘管形成,X线定位取出　　B.去骨时钻针折断于牙槽骨内,拍片后取出

图 12-1-9　钻针折断

(九) 上颌结节骨折

上颌骨骨组织较下颌骨疏松,多数智齿拔除较容易,但临床上上颌智齿牙根变异较多,如多根、弯根、环抱根、根分叉大、根骨粘连等,拔牙时常出现上颌结节折断;尤其是年龄较大的患者,骨质弹性较差,更容易发生骨折(图12-1-10)。

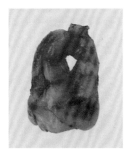
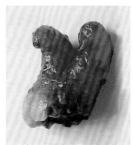
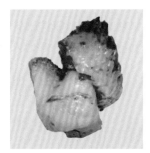

A.环抱根　　　　　　B.根分叉大　　　　　　C.根骨粘连

图 12-1-10　上颌智齿牙根变异

上颌结节骨折的预防和处理:拔牙过程中如感觉上颌结节可能发生折断时,应停止拔牙,用牙挺或弯凿将牙与骨分开后再行拔除;如上颌结节已经折断呈游离状或难以与牙齿分离开,用骨膜分离器分离阻生智齿与折断骨质周围的软组织,将二者一同取出,避免撕裂大片软组织,术后需缝合拔牙创。

(十) 牙槽突骨折

多因牙根与牙槽骨粘连、牙根形态异常或拔牙用力不当所致。拔除上颌第三磨牙时,如挺出方向不当,向远中施力过大,易造成上颌结节骨折。拔除下颌第三磨牙劈开和挺出时,可造成舌侧骨板骨折。牙槽突骨折后可引起术后出血,较严重的肿胀及疼痛,牙槽突形态发生改变不利于义齿修复,同时牙槽突骨折常伴有牙龈的撕裂。预防牙槽突骨折的方法是术前充分评估拔牙的难度,操作中勿使用暴力,逐步加力扩大牙槽窝。

发生牙槽突骨折后,如骨折片与牙根粘连,不可强行将牙拔出,应用分离器仔细分离黏骨膜后再取出,避免牙龈撕裂;如牙已拔出,骨片一半以上无骨膜附着,应取出骨片,修整锐利边缘再缝合;若骨片大部有骨膜附着,可将其复位,牙龈拉拢缝合。

(十一) 下颌骨骨折

下颌骨骨折极为罕见,几乎皆发生在拔除下颌阻生智齿时。暴力是发生骨折的直接原因,在埋伏位置极深的阻生牙,或诸如骨质疏松症、囊肿、甲状旁腺功能亢进等病理情况下更易发生(图 12-1-11)。

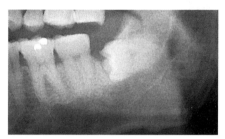
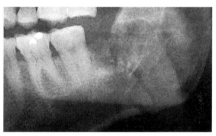

A. 64 岁老年男性患者,智齿水平位阻生　　　B. 骨质疏松,挺拔时发生骨折

图 12-1-11　拔下颌阻生智齿时发生下颌骨骨折

术前仔细分析阻生智齿的位置和骨质情况,避免在凿、挺时使用暴力,可防止骨折的发生。一旦发生下颌骨骨折,应尽早按颌骨骨折处理原则及时处置。

(十二) 牙根或牙齿移位

断根移位通常是由于取根过程中盲目操作,器械顶在断根的断面上,并向根尖方向施力造成的。易发生断根移位的部位多是解剖上的薄弱点。移位后的断根成为组织内的异物,原则上均应取出。预防断根移位应注意保持术野清晰、直视操作,凿、挺刃应插入牙周间隙,避免暴力。

(1) 下颌阻生智齿断根或完整牙齿移位于咽峡前间隙:下颌阻生智齿牙槽突向舌侧,从下向上观察犹如楼外之"阳台",舌侧骨板较薄,拔除复杂阻生智齿时,偶尔可发生断根或整个牙齿移位于舌侧黏膜下或软组织间隙内,如咽峡前间隙,亦可向后达咽旁间隙、向下达颌下间隙(图 12-1-12)。

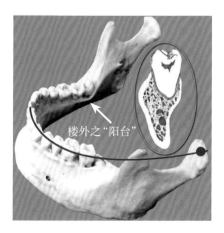

楼外之"阳台"

图 12-1-12　舌侧骨板较薄

　　下颌牙或牙根移位于舌侧黏膜下的处理:如断根或整个牙齿在穿孔处黏膜下,先试用手指从舌侧黏膜外将牙根推回牙槽窝内取出;如不成功,可将舌侧移位断根处黏膜切开,用血管钳取出(图12-1-13)。

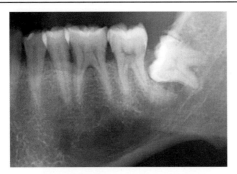

A. 下颌前倾低位阻生智齿,根分叉大

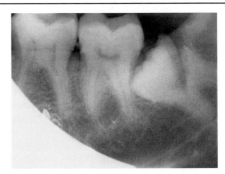

B. 涡轮钻分牙拔除术中近中根折断,掏取时断根发生移位

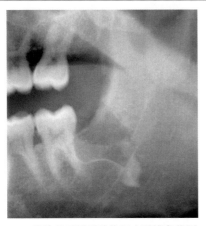

C. X线片显示牙根移位超出牙槽窝范围

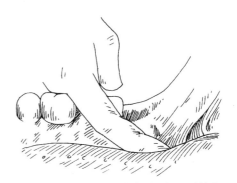

D. 用手指从舌侧黏膜外将牙根推回牙槽窝内再取出

图12-1-13　下颌阻生智齿断根移位于咽峡前间隙的案例及处理

　　(2) 上颌阻生智齿断根或完整牙齿移位于上颌窦内:上颌高位阻生智齿紧邻上颌窦,拔牙断根或整个牙齿容易移位于上颌窦内,尤其是正处在发育阶段的圆形似车轮的牙胚,呈游离状态包裹于牙囊内;冠面是骨壁阻挡,根面与上颌窦外侧壁紧邻,甚至牙囊可能与窦黏膜相连;由于该部位狭窄,拔牙时视野欠佳,常凭感觉操作,器械可能将处于游离状态的牙胚推向根尖方向移位进入上颌窦(图12-1-14)。

　　对于进入上颌窦内的断根,勿盲目探查,应仔细观察牙槽窝及穿孔处骨质的厚度、穿孔大小,再用钝头探针轻轻探触上颌窦底黏膜是否破损,以判断牙根是否穿破黏膜进入窦腔。位于黏膜下的牙根一般可以触到,并可用直角探针将牙根钩出,若牙根过大而骨穿孔较小,则不易钩出,可用牙钻稍扩大骨穿孔后取出。若仍不能取出,可将生理盐水吸入20ml注射器内,冲洗上颌窦,冲洗同时用吸引器伸入创口内,同时嘱患者憋气,可将断根吸出。取出后再用邻位组织瓣关闭创口,并将创口及周围用牙周塞治剂填塞,一周后去除并拆线,可取得

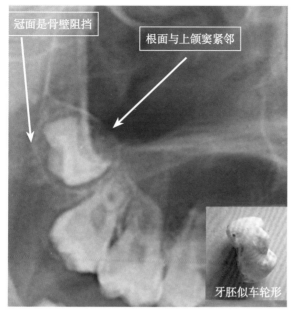

A.因正畸要求拔除智齿牙胚。X线片示阻生智齿牙胚冠面存在骨阻力,根面与上颌窦外侧壁紧邻,牙囊可能与窦黏膜相连

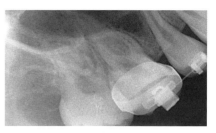

B.切开翻瓣,挺拔时感觉有阻力,但始终未见牙(阻力可能是外侧骨壁),根尖片亦未见牙

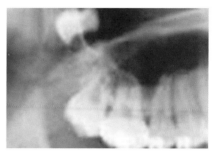

C.再拍摄曲面体层片见牙胚向上内侧移位,但术区始终找不到牙齿

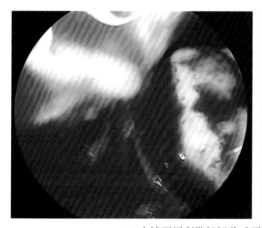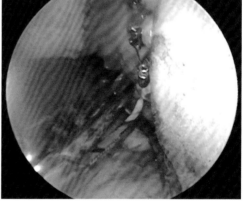

D.内镜下用刮匙轻轻移动牙胚,再用弯血管钳取出牙胚

图 12-1-14　内镜下取出进入上颌窦的牙胚

良好效果。

(十三)口腔上颌窦交通

口腔上颌窦交通多发生于上颌磨牙取根致牙根移入上颌窦,窦底穿孔,也可因磨牙根尖病变致窦底骨质缺如,搔刮病变时窦底穿孔。术中可用鼻腔鼓气法检查是否有口腔上颌窦交通(图 12-1-15)。

拔牙术中上颌窦如发生小的穿孔(直径 2mm 左右),可按拔牙后常规处理待其自然愈合。中等大小的穿孔(直径 2~6mm),可在拔牙窝内填塞可吸收性止血海绵后,将两侧牙龈拉拢后缝合。如交通口直径大于 7mm,除填塞可吸收性止血海绵外,还需用邻近黏膜组织转瓣严密

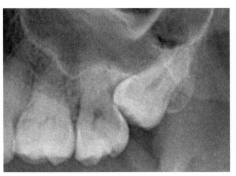
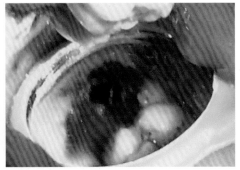

A. 阻生智齿参与组成上颌窦后壁　　　　　　　　B. 拔除智齿后,口腔与上颌窦自然交通

图 12-1-15　口腔上颌窦交通

缝合关闭创口。

（十四）皮下气肿

皮下气肿的发生可由以下原因引起：①在拔牙过程中,反复牵拉已翻开的组织瓣,使气体进入组织中;②使用高速涡轮钻时,喷射的气流导致气体进入组织;③术后患者反复漱口、咳嗽或吹奏乐器,使口腔内不断发生正负气压变化,使气体进入创口,导致气肿产生。

皮下气肿主要表现为局部肿胀,无压痛,可有捻发音,主要发生在颊部及下颌下。

为预防其发生,应避免过大翻瓣。应用阻生智齿专用高速涡轮钻,避免应用普通涡轮钻。使用涡轮钻时,应使组织瓣敞开。术后嘱患者避免做鼓气等造成口腔压力加大的动作。

出现皮下气肿后,一般不需特殊处理,应严密观察,组织中的气体一般在 7~10 天自然吸收,局部热敷、红外线照射可加速气体吸收,为预防感染可应用抗生素。

（十五）神经损伤

（1）下牙槽神经损伤：下牙槽神经管与下颌阻生智齿关系密切,这是拔牙时下牙槽神经容易受损伤的主要原因。下颌阻生智齿可与下牙槽神经管接触,呈切迹、压痕或包绕下颌管。因此,拔下颌阻生智齿,偶尔可发生下牙槽神经损伤,亦可发生舌神经损伤,神经损伤后,患侧下唇或舌有麻木感(图 12-1-16)。

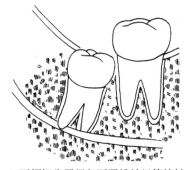
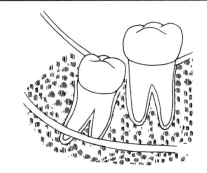

A. 下颌智齿牙根与下牙槽神经管接触　　　　　　B. 智齿牙根可在下颌管下方、颊侧或舌侧

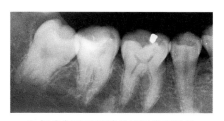

C. 智齿与下牙槽神经管影像有重叠

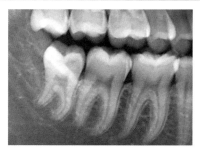

D. 智齿与下牙槽神经管影像有重叠

图 12-1-16　下牙槽神经管与下颌阻生智齿关系密切

下牙槽神经损伤多数发生在拔牙较困难时,亦与拔牙方法、拔牙技术有关。拔牙方法上以凿骨法损伤下牙槽神经最多见,偶尔在钳拔法和挺拔法拔除垂直位智齿时也会见到,这与下颌智齿牙根包绕下牙槽神经管或下牙槽神经管穿过牙根尖(临床上见根尖弯曲有倒钩)有关(图 12-1-17)。

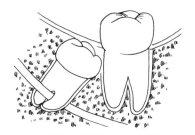

A. 下颌智齿牙根包绕下颌管

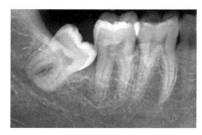

B. 下颌智齿牙根包绕下颌管 X 线片

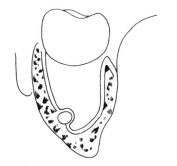

C. 下颌智齿牙根压迹,下颌管可穿过牙根

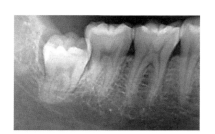

D. 下颌管可穿过牙根 X 线片

图 12-1-17　下颌智齿牙根包绕下颌管及下颌管穿过牙根尖

临床上,下牙槽神经损伤多发生在掏取断根和搔刮牙槽窝时,根尖挺、刮匙等器械直接损伤下牙槽神经管(图 12-1-18)。

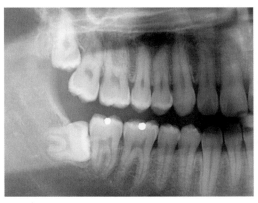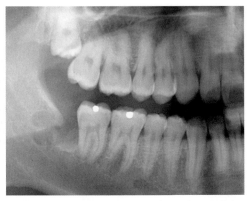

A. X线片示中位水平位阻生智齿，近中根弯曲，根尖距下牙槽神经管近，拔牙时采用分根法拔除

B. 在挺出近中根时患者突然有触及神经的感觉，牙根拔除后在搔刮牙槽窝时患者亦有同样的感觉，术后出现下唇麻木

图 12-1-18　下牙槽神经损伤发生在掏取断根和搔刮牙槽窝时

用钻拔法拔除下颌低位阻生智齿，在横断牙冠时，牙钻可能直接磨伤下牙槽神经管而出现下唇麻木（图 12-1-19）。

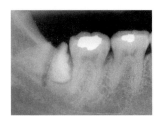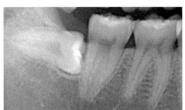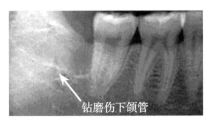

A. 横断牙冠时磨伤下牙槽神经管，术后出现下唇麻木

B. X线片示下颌低位阻生智齿

C. 为 B 图术后 X 线片，术中突然出血增多，X 线片显示下牙槽神经管损伤，术后出现下唇麻木

（钻磨伤下颌管）

图 12-1-19　涡轮钻磨伤下牙槽神经管

临床上还有一种不明原因的拔牙后下唇麻木，笔者曾遇到数例因拔除垂直高位智齿后发生下唇麻木的病例，其拔牙过程简单，仅用挺拔法或钳拔法即完成，甚至有一例拔除松动第一磨牙的老年女性患者术后出现了下唇麻木，分析其原因可能与患牙根尖慢性炎症有关。由于拔牙前根尖慢性炎症的存在，拔牙的创伤性刺激使得根尖局部慢性炎症转为局部急性炎症，从而激惹到下牙槽神经出现下唇麻木，这种情况导致的下唇麻木可随炎症的消退而消失。

为预防下牙槽神经损伤，术前应仔细观察 X 线片，了解牙根与下牙槽神经管的关系。术中操作应轻柔，尽量减小对根尖方向上的施力。深部取根要避免盲目操作，估计取出困难者可留置不取。对于拔除倒置位阻生智齿，横、纵断牙冠时切勿磨穿牙体，以免伤及下牙槽神经管，采用多分牙的方法拔除，用牙挺挺出被分开的牙块和搔刮牙槽窝时应仔细操作，避免器械损伤下牙槽神经管（图 12-1-20）。

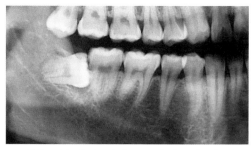

A. 下颌阻生智齿牙根部与下牙槽神经管解剖关系密切

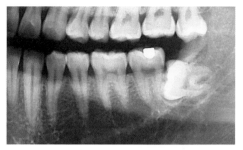

B. 下颌阻生智齿牙根突入下牙槽神经管内

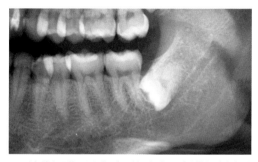

C. 下颌倒置位阻生智齿牙冠部与下颌管解剖关系密切

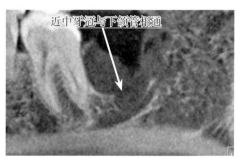

近中牙冠与下颌管相通

D. 下颌阻生智齿拔除术后 CT 显示牙槽窝与下颌管相连

图 12-1-20　了解牙根与下颌管的关系

神经如已受损伤,术后应给予预防水肿、减压的药物如地塞米松、地巴唑以及促神经恢复的药物如维生素 B_1、B_6、B_{12} 等,亦可理疗。下牙槽神经损伤多可在半年内恢复,但也有少部分不能恢复,不能恢复者的麻木区域也会随时间的推移而缩小,部分痛觉可恢复。

(2) 舌神经损伤:舌神经损伤在拔除下颌水平位阻生智齿时亦易发生,主要见于舌侧骨板折断的病例。有的下颌水平位阻生智齿与舌侧骨板粘连,拔牙时难以与牙齿分开(图 12-1-21)。

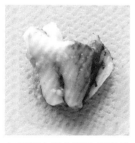

A. 下颌水平位阻生智齿舌侧骨板粘连

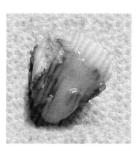

B. 粘连的骨板有时难以同牙齿分开

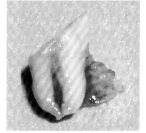

C. 多与阻生智齿一并拔除

图 12-1-21　舌神经损伤与舌侧骨粘连关系密切

舌神经出翼下颌间隙后,从舌侧骨板黏膜下经过,并且在此处舌神经离舌侧骨板的水平距离平均仅为 0.5mm,而实际上大部分都与骨面接触,故应注意保护。如舌侧骨板折断,分离取出骨片时应小心谨慎,操作时注意保护,了解局部解剖结构和轻柔的操作可有效避免损伤。

第二节 术后可能出现的并发症及防治

（一）拔牙术后疼痛

拔牙时软、硬组织受到损伤，如用钻去骨产热过多、软组织卷入牙钻、拔牙后遗留尖锐的骨缘或过高的牙槽间隔以及牙龈撕裂等，均可引起疼痛；此外，术后疼痛与术前存在的炎症明显相关。

下颌阻生智齿拔除后，由于拔牙窝较大，血块易分解脱落，使牙槽突骨壁上的神经末梢暴露于外界刺激，从而引起疼痛。因此对于难度较大的下颌阻生智齿，应控制局部炎症后再行拔除；术中动作要轻柔；翻瓣层面应在骨膜下，要避免骨膜与黏膜分离而撕裂；用高速涡轮钻时注意保护邻近组织；锐利骨创缘要修整圆钝；术后应给予止痛药。

（二）术后出血

拔牙后出血可分为原发性出血和继发性出血。原发性出血为拔牙后当日，取出压迫棉卷后，牙槽窝出血未止，仍有活动性出血；继发性出血为拔牙后当时出血已经停止或经咬纱球压迫后出血停止，在此以后又因其他原因（如过热饮食、过分漱口、不适当的活动等）引起出血。

拔除下颌阻生智齿后出血，临床上最常见的是拔牙创出血，其次是皮下淤斑和黏膜下血肿。

（1）拔牙创出血：正常情况下，拔牙后5~15分钟，拔牙创即可自动止血。如经咬纱球压迫半小时后仍出血不止，或患者回家后因出血而复诊，经仔细检查拔牙创，确有渗血或有活动性小血管出血者，可确诊为出血。诊断拔牙后出血，不应根据患者自述，而应依据客观指征，因有些患者所谓的出血并非真正的出血。

拔牙创出血多为局部因素或术后护理不当引起，极少数为全身因素。局部因素包括术前已有慢性冠周炎症，拔牙时牙龈软组织和骨组织创伤大，牙龈撕裂未缝合或切口缝合不当等。

出血的部位可能在拔牙创内或周围软组织，其原因多来自于牙龈软组织或骨组织的直接损伤。而另一个重要原因可能来自于麻醉药中所含的盐酸肾上腺素，由于术前注射的麻醉药中含有肾上腺素，使拔牙创周围血管明显收缩，当术后肾上腺素的收缩血管作用消退时，可能因反应性充血而导致术后继发性出血。如患者拔牙后拔牙创已正常止血，但拔牙后数小时甚至拔牙次日突然出血不止，检查拔牙创软组织有渗血或拔牙窝内有活动性小血管出血者，这种少见的临床情况多由前述原因造成。

拔牙创出血的处理：首先应明确出血原因，如果是来自牙槽窝周围的软组织出血，可将两侧牙龈拉拢严密缝合止血；如果是牙槽窝底部的活跃性出血，应彻底清除拔牙窝内血凝块，刮净牙槽窝内的炎性肉芽组织，准确找出出血点后用纱布压迫，待出血减少或停止后，仍不能放松警惕，再用明胶海绵填塞，并缝合止血。

（2）皮下淤斑：多见于术后2~3天，出现在患侧前颊部和颏孔周围皮下，少数可在面颊、颌下、颈部出现广泛的出血斑，出血斑开始为青紫色，以后逐渐变黄、变淡，1~2周后自行消失（图12-2-1）。

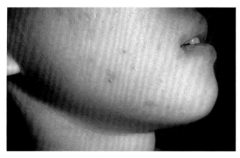
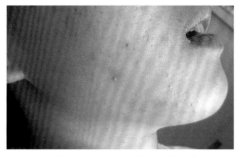

A. 拔牙术后 4 天　　　　　　　　　B. 拔牙术后 10 天,淤斑逐渐变淡

图 12-2-1　皮下淤斑

淤斑多发生于切开翻瓣、去骨拔牙创伤较大者,常由于拔牙创或黏骨膜瓣下的出血直接渗出达皮下,待血红素分解后出现。临床上淤斑常与术后创伤性肿胀或血肿同时存在,无需处理,等其自然消退。

(3) 黏膜下血肿:黏膜下血肿常出现在拔牙后不久,多见于前颊部,其次为咽峡前部,少数出现于舌侧口底。前颊部血肿多为智齿颊侧黏骨膜下出血引起;咽峡前血肿多为智齿舌侧骨板折断、舌侧黏骨膜下出血引起。血肿可不处理,但要防止拔牙创血肿继发感染,可使用抗生素 3~5 天,并保持口腔卫生。如怀疑血肿已继发感染,应将颊侧缝线拆除,用探针探入血肿引流。

(三) 前颊部感染

前颊感染未形成脓肿时与前颊部创伤反应性肿胀不易区别;如有脓肿形成,最早可在术后 2~3 天时,最迟可在术后 1 周时。体温、白细胞常增高,常有全身不适。

前颊部感染的处理:前颊部感染在未形成脓肿以前应积极给予抗感染治疗;如有脓肿形成,应从口内龈颊沟处及时切开引流,或从原切口插入探针或牙科镊子探查至脓腔,冲洗脓腔后置橡皮引流条 1~2 天。

(四) 咽峡前反应

主要由困难拔牙、舌侧创伤大引起,尤其在舌侧骨板折断时最容易发生。临床表现主要为开口困难、咽下疼痛和下颌角内侧肿胀、压痛。因位于口内较深部位,肿胀常不明显。可观察处理,必要时抗感染治疗。

(五) 咽峡前部感染

拔除下颌阻生智齿后,在咽峡前部可发生创伤性肿胀、血肿或感染,此部位感染侵犯翼内肌致开口困难,不容易检查,故常引起误诊、漏诊或诊断不明。

由于咽峡前间隙处于下颌智齿下后方,拔下颌智齿后所产生的渗出物易向此间隙引流而出现咽峡前反应或感染。由于此间隙的黏膜组织疏松,虽积存较多渗出物,但从口内检查常无明显肿胀(图 12-2-2)。

咽峡前间隙的表面标志:咽峡前间隙前止于下颌智齿以后,后止于腭舌弓水平,上至软腭下部腭垂基底水平,下至口底黏膜(图 12-2-3)。

(六) 张口受限

主要是由于切开翻瓣后创伤及炎症反应波及磨牙后区的颞肌肌腱,使其产生反射性肌痉挛而致术后开口困难,其次是因为磨牙后区紧邻翼内肌前缘,创伤也容易波及该肌而致张

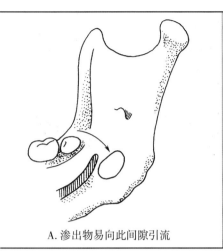
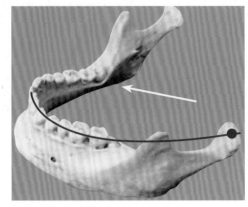

| A.渗出物易向此间隙引流 | B.此处脓肿不易被查出 |

图 12-2-2　咽峡前反应或感染不易被查出

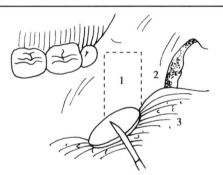
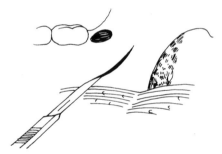

| A.咽峡前间隙表面标志舌侧观:
1.咽峡前间隙;2.腭舌弓;3.舌 | B.咽峡前间隙感染口内切开引流部位:由于舌神经通过此间隙,切开脓肿时沿舌神经走向切开黏膜后,用弯血管钳分离至脓腔,以避免损伤舌神经 |

图 12-2-3　咽峡前间隙及其感染后的处理示意图

口受限(图 12-2-4)。

　　张口受限的预防:磨牙后区创伤及炎症是张口受限的主要原因。在翻瓣凿骨法中常见,而涡轮钻法由于具有少去骨、多分牙的优点,创伤相对小,因此严重张口受限的病例较为少见,轻微的张口受限多数是由于拔牙创伤和渗出物刺激翼内肌引起。术后应给予抗生素预防感染。

(七)颞下颌关节损伤

　　因开口过大、时间过长而发生颞下颌关节脱位,尤其是既往有颞下颌关节脱位史的患者。拔下颌牙的摇动、锤凿,会引起颞下颌关节的不适、疼痛甚至开口受限。因此,术中固定、托住下颌十分重要。

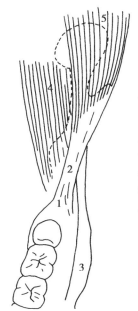

磨牙三角区后方有颞肌深部肌腱下端附丽;翼内肌亦紧邻磨牙后区,用切开、翻瓣、凿骨法拔除阻生智齿时,容易损伤该处的颞肌深部肌腱下端和翼内肌前缘部分,致颞肌和翼内肌产生反射性痉挛而出现术后开口困难。图中数字标示分别表示:1.磨牙后三角区;2.颞肌深部肌腱下端附丽;3.外斜线;4.翼内肌;5.颞肌

图 12-2-4　颞肌和翼内肌示意图

(八) 干槽症

干槽症诊断标准:①拔牙后 2~3 天出现剧烈疼痛,并向耳颞部、下颌区和头顶放射,服用一般止痛剂无效;②拔牙窝常空虚、腐臭或存有腐败变性的血块,用棉球蘸取内容物,常可嗅到恶臭味。但有时易与拔阻生智齿后的溃疡或咬伤混淆,需注意鉴别(图 12-2-5)。

干槽症的治疗方法:用过氧化氢溶液和生理盐水交替冲洗牙槽窝,然后在牙槽窝底部置少许口腔溃疡油膏(复方盐酸金霉素软膏),再在上面放置相当于牙槽窝大小的明胶海绵,隔日更换一次,通常在第一次换药后,患者反映疼痛明显减轻甚至消失,一般换药 1~2 次即可(图 12-2-6)。

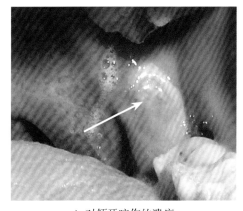

A. 对颌牙咬伤的溃疡

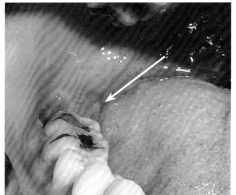

B. 对颌牙咬伤的溃疡

图 12-2-5　拔阻生智齿后的溃疡或咬伤误诊为干槽症

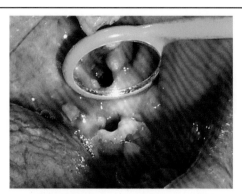

A. 干槽症牙槽窝空虚有时存积大量食物残渣

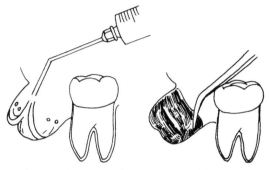

B. 冲洗牙槽窝,溃疡油膏(复方盐酸金霉素软膏)加明胶海绵填塞

图 12-2-6　干槽症的治疗方法

第十三章

阻生智齿自体移植术

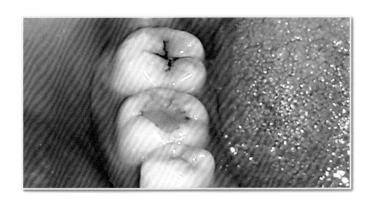

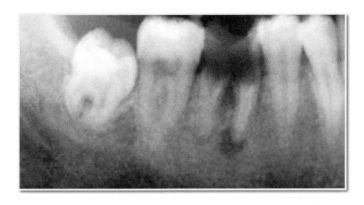

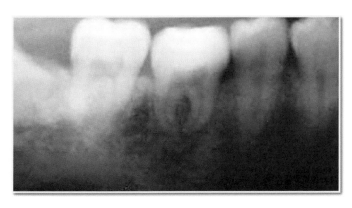

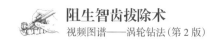
　　自体牙移植术是将自体的埋伏牙、阻生牙、错位牙等拔出,在自体牙列中行易位移植。在临床上,常常是将下颌第三磨牙移植到下颌第一或第二磨牙缺失区,从而既拔除了阻生智齿,又修复了牙列缺损,可谓一举两得。

第一节　不同受植区移植的特点

　　(1) 下颌第一磨牙移植区:临床检查常见下颌第一磨牙缺损严重不能修复,与邻牙间有足够间隙,对颌牙无明显下垂。供牙可以用同侧或对侧下颌垂直位阻生智齿,甚至是牙体形态良好、适合于牙移植的上颌阻生智齿(图13-1-1)。

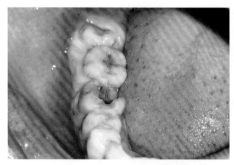
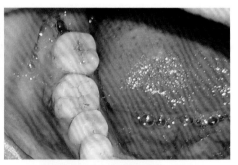

A. 术前右下颌第一磨牙大面积缺损　　　　B. 术后将同侧智齿移植至第一磨牙区

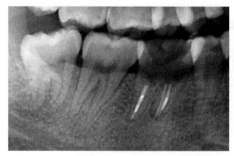
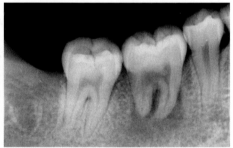

C. 术前 X 线片显示智齿形态与第一磨牙相似　　　D. 术后 1 周 X 线片

图 13-1-1　下颌同侧智齿移植于第一磨牙区

　　第一磨牙区的移植牙易于固定,但却受第一磨牙区间隙大小的限制。如果智齿阻生方位(如前倾位、水平位等)存在邻牙阻力,在不破坏智齿牙冠的情况下很难拔除,则难以完成移植。
　　(2) 下颌第二磨牙移植区:临床检查常见下颌第二磨牙缺损严重不能修复,在对颌牙无明显下垂的情况下,可采用同侧下颌智齿进行自体移植。如果阻生智齿为垂直位时,常不分离智齿舌侧牙龈,"带蒂"移植可提高移植成功率(图13-1-2)。
　　特殊情况下,也可以用对侧下颌垂直位阻生智齿,甚至是牙体形态良好、适合于牙移植的上颌阻生智齿作为供牙。第二磨牙移植区即游离端移植的优势在于其不受移植牙牙体大小的限制,也不受智齿阻生方位(如垂直位、前倾位、水平位等)的限制,但缺点是移植牙不易固定。

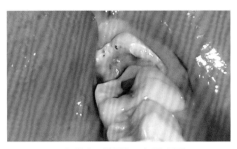

A. 术前左下颌第二磨牙残冠

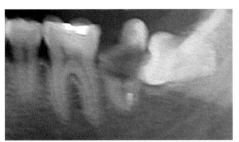

B. X线片显示智齿水平位阻生

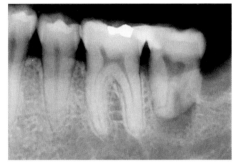

C. 移植术后当天X线片显示智齿就位良好

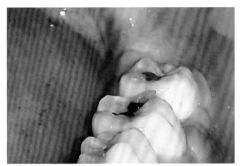

D. 移植术后10天

图 13-1-2　左下颌阻生智齿移植于左下颌第二磨牙区

第二节　自体牙移植术后的愈合方式

移植牙术后的愈合方式有三种,即牙周膜愈合、纤维性粘连和骨性粘连,其中以牙周膜愈合预后最好,骨性粘连5年成活率也比较高。

(1) 牙周膜愈合:牙周膜愈合也称Ⅰ期愈合,即断裂的牙周膜再愈合,在牙齿和牙槽骨之间形成正常的牙周膜,X线片可见整齐的牙周膜间隙。智齿脱位离体时间较短,牙周膜尚存活,而且无感染者,可形成牙周膜愈合,牙胚移植也可形成牙周膜愈合(图13-2-1)。

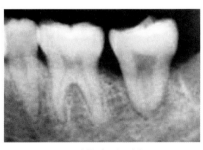

A. 移植术后2周

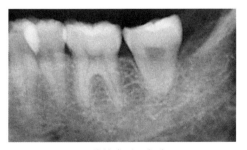

B. 移植术后2年半

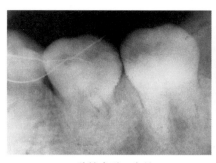
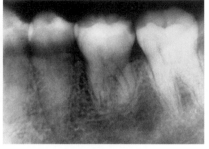

C.移植术后3个月　　　　　　　　　　D.移植术后5年

图 13-2-1　牙周膜愈合2例X线片

(2) 炎症性吸收:炎症性吸收在移植后1~4个月即可从X线片上显示出来,表现为牙根周围的广泛的骨透射区和牙根面的不规则的低密度影。如果是因为牙髓坏死引起的,及时进行根管治疗常能使吸收停止。病理学表现为吸收的牙根面与牙槽骨之间有炎症性肉芽组织(图 13-2-2)。

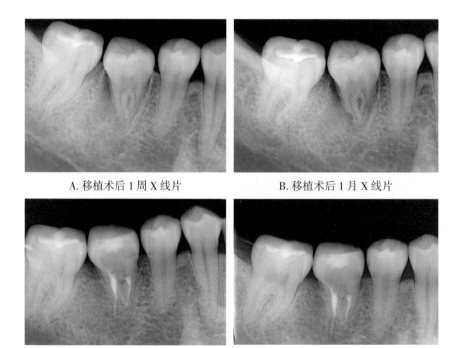

A.移植术后1周X线片　　　　　　　　B.移植术后1月X线片

C.移植术后9个月X线片　　　　　　　D.移植术后一年半X线片

图 13-2-2　炎症性吸收

(3) 骨性粘连:牙根的牙骨质和牙本质被吸收,并被骨质所代替,发生置换性吸收,从而使牙根与牙槽骨紧密相连。临床表现虽牙齿松动度不大,X线示无牙周膜间隙,但随着牙根的完全吸收,牙齿最终脱落(图 13-2-3)。

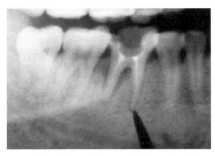

A. 移植术前 X 线示 46 残冠,48 垂直位

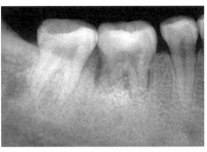

B. 移植术后即刻 X 线片

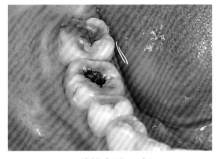

C. 移植术后 13 年

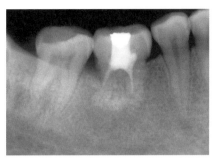

D. 移植术后 13 年 X 线片

图 13-2-3　骨性粘连

第三节　阻生智齿自体移植术临床操作步骤

一、病例选择

（1）年龄:通常选择 17~30 岁,无全身性疾病的年轻人。如果供牙形态好、受植区条件良好者,年龄可适当放宽至 40 岁。

（2）智齿牙冠形态大小与受植区间隙大小应相匹配。若智齿牙冠与受植区间隙形态大小悬殊,则智齿难于植入。若智齿牙体稍小于受植区,随时间延长,邻牙移位可弥补移植牙近远中向较小的间隙;若近远中的间隙过大,可考虑用冠修复来消除。受植区的对颌牙应无明显下垂,以免智齿植入后咬合过高,不得在调𬌗时磨除过多牙体组织,影响移植牙远期效果。

（3）智齿能够完整地拔除是移植术成功的前提。术前拍摄曲面体层片可了解智齿阻生的方位(如垂直位、前倾位、水平位等)、牙根数目、牙根是否弯曲等,充分估计拔出的难度。

二、阻生智齿的拔除和受植区的准备

（1）如果是移植于第一磨牙缺失区且供牙为垂直位智齿时,应首先挺松智齿,须保证智齿完整拔出,而不是先预备好受牙区牙槽窝再拔智齿,因为一旦发生了智齿牙根折断,则会造成无法继续移植的困境;如果是移植于第二磨牙缺失区,智齿为前倾位或水平位,可先拔出受植区患牙,甚至可去除部分牙槽骨以减少拔出智齿时的骨阻力,从而保证智齿完整拔出。

（2）保护牙周膜的完整是牙周膜愈合和牙髓成活的关键。供牙离体时间的长短，对移植牙以后根吸收程度有很大的影响。因此智齿挺松后，如果受植区的牙槽窝不合适，可将智齿放回原位保存。供牙不应离开口腔暴露于空气中，更不应该在手术过程中将供牙拿出体外做根管治疗。

三、移植牙的固定

传统的固定方法一般是牙间结扎、牙弓夹板、托槽固定等。随着口腔各种粘接材料的出现，也有使用釉质黏合剂、光固化材料固定。无论是何种固定方法，只要能同时满足以下几点要求，均可采用：①可使移植牙暂时固定于受植区；②术后3~4周内患者能够方便地清洁，保持口腔卫生；③不造成咬合创伤；④术中操作简便。多年来，笔者使用过以上各种固定方法，经过临床实践对比发现，缝线固定智齿可满足上述所有要求，操作简便且术后效果较好（图13-3-1）。

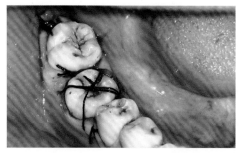

A. 例1术中缝线十字缝合固定

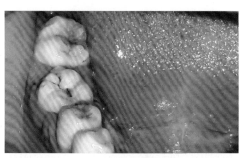

B. 例1术后1周拆除缝线

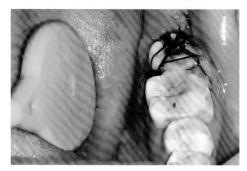

C. 例2术中缝线十字缝合加不规则缝合固定

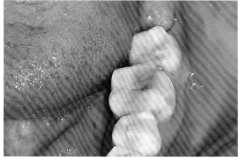

D. 例2术后10天拆除缝线

图 13-3-1　缝线固定移植牙2例

此外，如果智齿与预备后的受植区牙槽窝间隙相匹配，移植牙就位后即稳固不动，亦可不做咬合面的十字固定，仅缝合远中及近中牙龈，将牙龈拉拢紧贴于移植牙牙冠周围即可（图13-3-2）。

四、阻生智齿自体移植术后临床观察

文献报道，在移植后3周行根管治疗很少发生牙根吸收，而超过3周者牙根吸收的发生率明显增多。笔者对临床病例移植后进行定期观察发现，有的智齿移植后仍然可以保持活髓，甚至继续形成根尖，也就是说，智齿移植术后，牙髓存在重建血循环、恢复牙髓活力的可

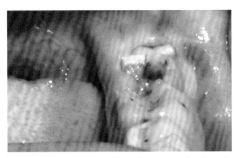

A. 术前临床检查可见第二磨牙残冠,智齿垂直位阻生

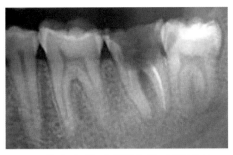

B. X 线片显示智齿牙根与第二磨牙相似

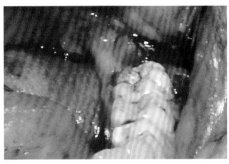

C. 术中拔除残冠稍加修整牙槽窝后,将智齿拔除,立即置入新牙槽窝

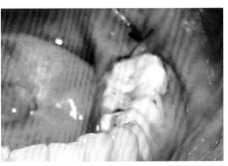

D. 智齿植入就位后稳固,只缝合远中牙龈

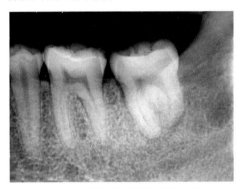

E. 术后 X 线片显示智齿就位良好

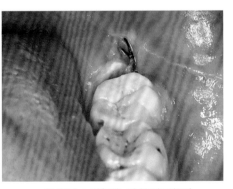

F. 移植后 1 周复诊,移植牙不松动

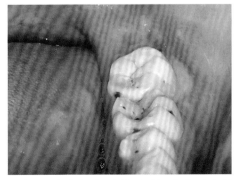

G. 术后 1 年半复诊,移植牙不松动,但远中牙龈出现瘘管

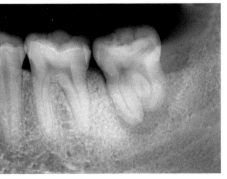

H. 术后 1 年半 X 线片,移植牙牙根远中及根尖有阴影

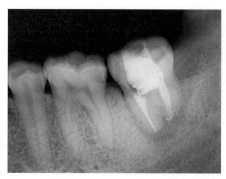
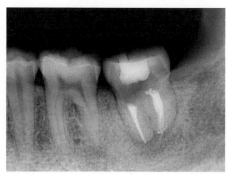

I. 术后 1 年半根管治疗 X 线片   J. 术后 2 年 X 线片,根尖低密度阴影减少

图 13-3-2　未做咬合面十字缝线固定的案例

能(图 13-3-3)。

    阻生智齿自体移植时不提倡在移植的同时进行根管治疗。因为如果在移植时行根管治疗,势必会延长移植牙离体时间或损伤牙周膜而影响移植的成功。阻生智齿自体移植时也不提倡在移植后常规进行根管治疗,而应定期临床及 X 线片观察,发现有根尖病变的症状或体征后再行根管治疗(图 13-3-4、图 13-3-5)。

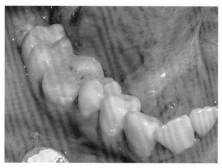
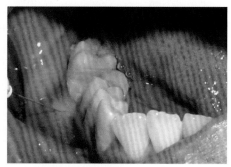

A. 移植术后 6 个月因正畸要求拔除移植牙   B. 碧兰麻行牙周膜局部浸润麻醉

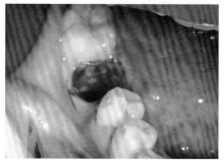
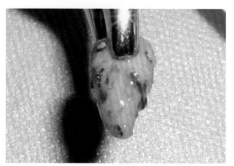

C. 移植后 6 个月的牙槽窝   D. 移植术后 6 个月移植牙牙根及根尖孔情况

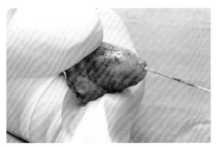

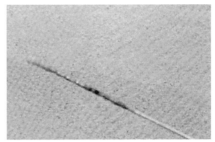

E. 自根尖孔抽出牙髓　　　　　F. 前端粉白色为牙髓,有血说明牙髓为活髓

图 13-3-3　移植牙离体后牙髓观察

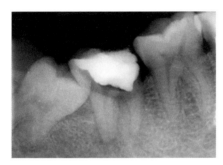

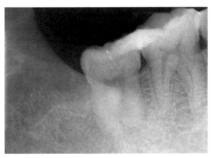

A. 移植术前,47 残冠　　　　　B. 移植术后当天

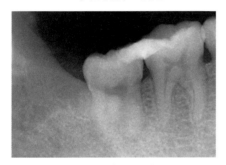

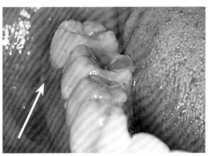

C. 移植术后一周　　　　　D. 术后半年复诊见移植牙近中颊侧出现
　　　　　　　　　　　　瘘管

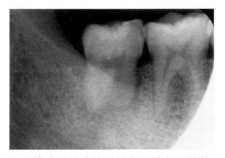

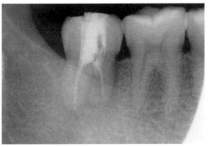

E. X 线片显示移植牙近中根周出现阴影,　　　F. 移植牙根管治疗后
牙髓活力测试阴性

图 13-3-4　移植牙术后定期观察案例 1

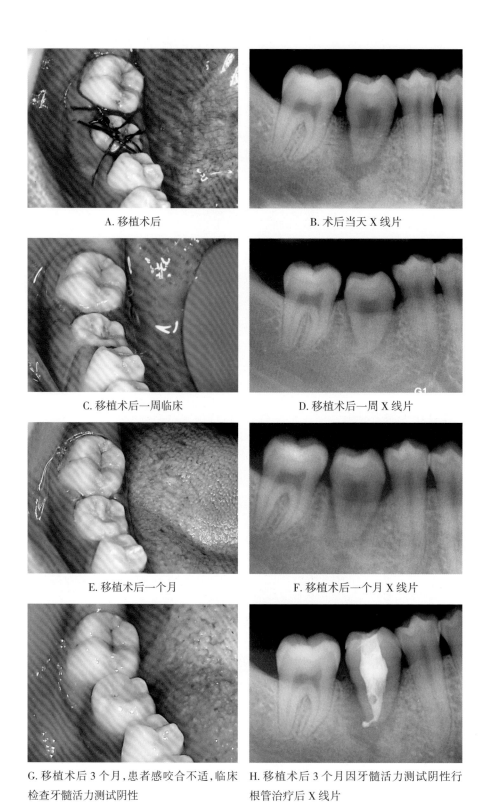

A. 移植术后

B. 术后当天 X 线片

C. 移植后一周临床

D. 移植术后一周 X 线片

E. 移植术后一个月

F. 移植术后一个月 X 线片

G. 移植术后 3 个月,患者感咬合不适,临床检查牙髓活力测试阴性

H. 移植术后 3 个月因牙髓活力测试阴性行根管治疗后 X 线片

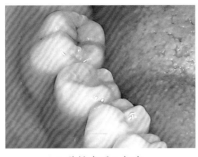

I. 移植术后 1 年半

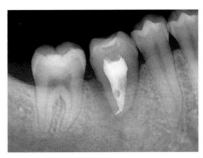

J. 移植术后 1 年半 X 线片

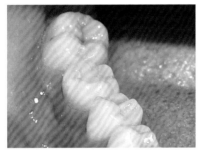

K. 移植术后 2 年半

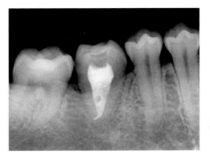

L. 移植术后 2 年半 X 线片

图 13-3-5　移植牙术后定期观察案例 2

常规在移植术后当天拍摄第一次 X 线片,建议分别在术后 1 个月、3 个月、6 个月、12 个月四个时间点拍摄 X 线片进行对照,期间嘱咐患者如移植牙不适或出现瘘管等,应及时复诊,医师确认出现根尖病变后应及时进行根管治疗。如患者无自觉症状,也无瘘管形成,可定期随诊,不予治疗,超过 1 年后定期复诊(图 13-3-6、图 13-3-7)。

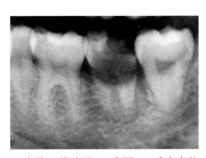

A. 术前 X 线片示 37 残冠,38 垂直高位

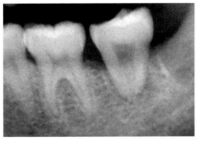

B. 术后当天 X 线片,38 移植到 37 拔牙窝

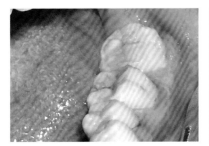

C. 术后 1 个月

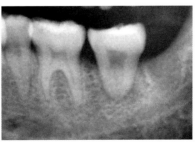

D. 术后 1 个月 X 线片,未见牙槽骨吸收

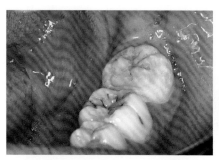

E. 术后3个月,松动一度,活髓牙

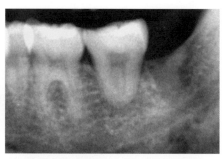

F. 术后3个月X线片,牙周膜宽度减小

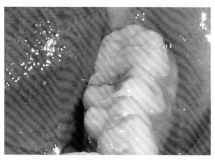

G. 术后8个月,无松动,活髓牙

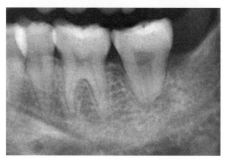

H. 术后8个月X线片,未见根吸收

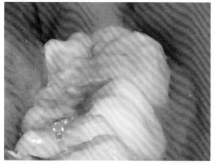

I. 术后16个月,无松动,龈缘略红,未及深牙周袋

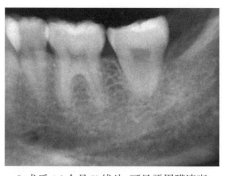

J. 术后16个月X线片,可见牙周膜清晰

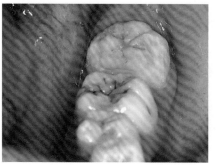

K. 术后2年,牙周情况良好

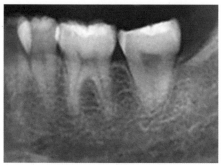

L. 术后2年X线片,未见根吸收

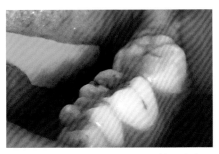

M. 术后 3 年半，活髓牙，牙周情况良好

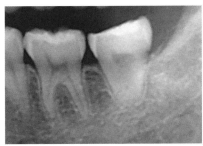

N. 术后 3 半年 X 线片，可见与邻牙相同的牙周膜

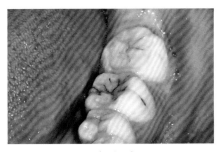

O. 术后 4 年

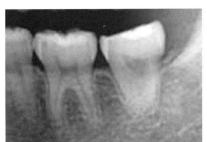

P. 术后 4 年 X 线片，牙周膜连续

图 13-3-6　智齿移植术后定期观察案例 3

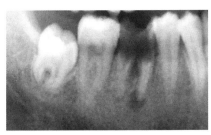

A. 术前 X 线片示 46 残冠

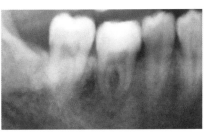

B. 术后 6 年 X 线片

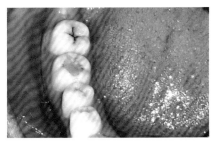

C. 移植术后 11 年临床表现

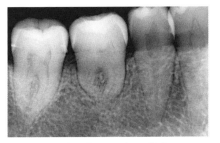

D. 移植术后 11 年 X 线片

图 13-3-7　移植牙术后 6 年、11 年 X 线片观察

有的牙胚移植的患者可见牙根继续形成(图13-3-8、图13-3-9)。

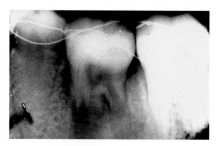
A.移植术后当日X线片

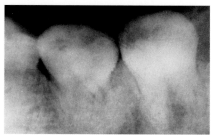
B.移植后3个月牙根开始形成

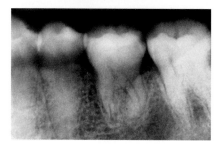
C.移植术后5年

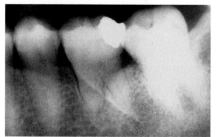
D.移植术后10年牙根长度正常,牙周膜连续

图13-3-8　智齿移植后牙根继续形成案例1

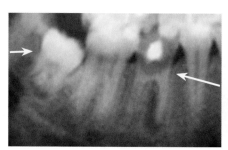
A.下颌第一磨牙残冠,同侧智齿前倾中位阻生

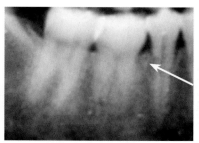
B.移植后牙根继续形成

图13-3-9　移植后牙根继续形成案例2

第四节　阻生智齿自体移植术病例

案例1:患者女性,17岁,左下颌第一磨牙残冠,患者拒绝桩核冠修复,X线片显示左下颌智齿垂直位阻生,牙体形态良好,受牙区间隙足够,拟行阻生智齿移植术(图13-4-1)。

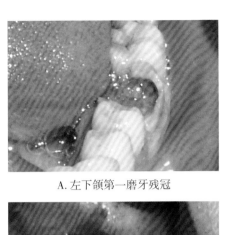

A. 左下颌第一磨牙残冠

B. X 线显示智齿垂直阻生

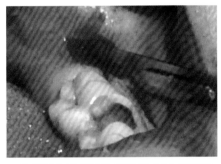

C. 常规阻生智齿拔除麻醉后，三角形切龈：
颊侧切口

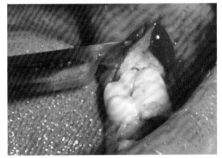

D. 舌侧切口

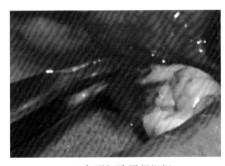

E. 三角形切除牙龈组织

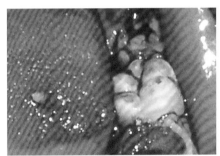

F. 暴露智齿，并挺松置于原位

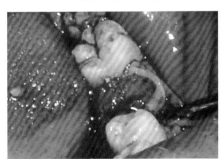

G. 拔出受牙区残冠牙

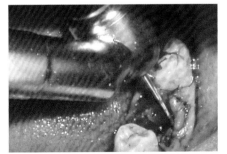

H. 修整牙槽窝

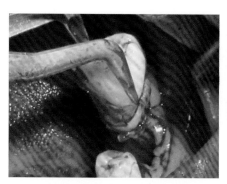

I. 把阻生智齿置于新的牙槽窝内

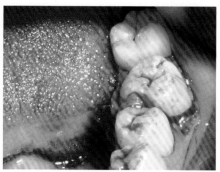

J. 咬合面观

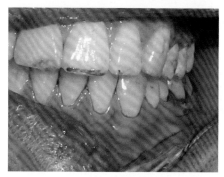

K. 咬合侧面观

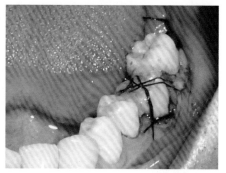

L. 缝线固定移植牙和拔牙创

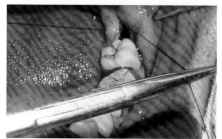

M. 缝合智齿拔牙创口

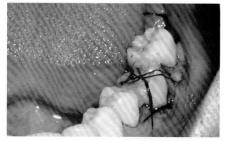

N. 十字缝线固定并光敏材料固定移植牙

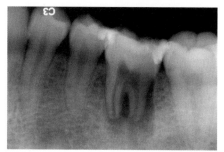

O. 术后当天 X 线

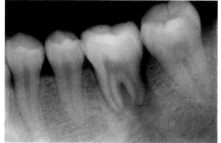

P. 手术后 1 个月 X 线

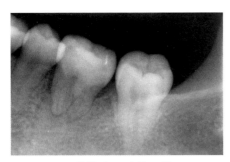

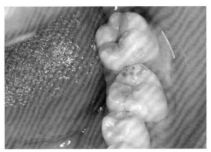

Q. 移植后 13 个月 X 线 R. 移植后 13 个月临床所见

图 13-4-1　左侧下颌第一磨牙区移植术

案例 2：患者女性，39 岁，右下颌第二磨牙残冠，已不能行桩核冠修复，智齿高位前倾位萌出，牙体形态良好，咬合面龋坏但不严重，患者要求行阻生智齿移植术（图 13-4-2）。

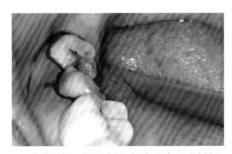

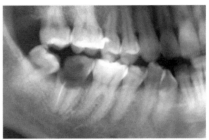

A. 术前，第二磨牙残冠，智齿咬合面有龋坏 B. 术前 X 线片示智齿前倾高位

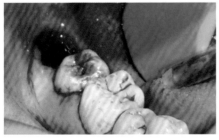

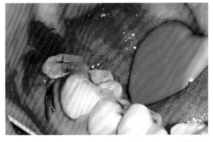

C. 术中拔除第二磨牙并对牙槽窝进行修整后，拔出智齿植入牙槽窝内

D. 缝合智齿拔牙窝，并缝合新植入牙的近中牙龈，智齿植入后稳固不松动，而未行其他固定

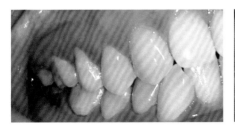

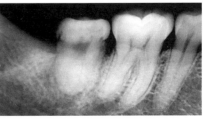

E. 调整咬合至正常咬合位置

F. 术后拍摄 X 线片显示智齿植入后就位良好

205

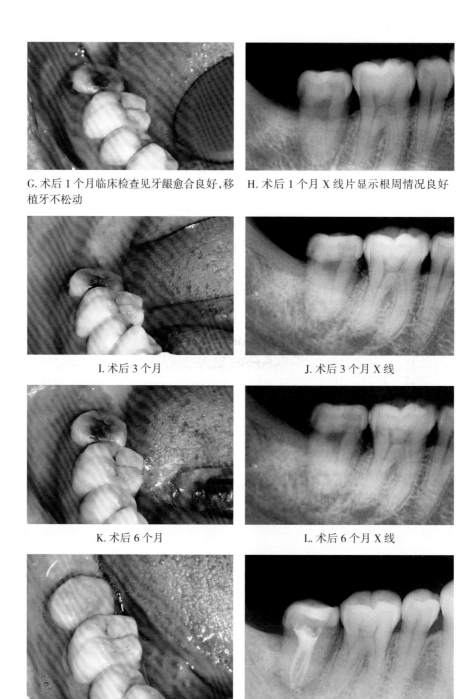

G. 术后 1 个月临床检查见牙龈愈合良好，移植牙不松动

H. 术后 1 个月 X 线片显示根周情况良好

I. 术后 3 个月

J. 术后 3 个月 X 线

K. 术后 6 个月

L. 术后 6 个月 X 线

M. 术后 1 年

N. 术后 1 年 X 线

图 13-4-2　右侧下颌第二磨牙区移植术案例

参考文献

1. 邱蔚六.口腔颌面外科学.北京:人民卫生出版社,2008

2. 耿温琦.下颌阻生智齿.北京:人民卫生出版社,2008

3. 鲁大鹏.智齿外科学.北京:人民卫生出版社,2012

4. 耿温琦.下颌阻生智齿拔除后各种反应和并发症的诊断、预防及处理.华西口腔医学杂志,1988(01):59-62

5. 耿温琦.下颌阻生智齿周围组织解剖及其临床应用.口腔医学,1983(03):140-142

6. 罗顺云,石钿印,李春兰,等.涡轮钻在下颌复杂阻生智齿拔除术中的微创应用.现代口腔医学杂志,2011(06):470-471

7. 罗顺云,余立江,孙建军,等.涡轮钻在拔除上颌近中阻生智齿中的应用.中华临床医师杂志(电子版),2008(09):1054-1057

8. 罗顺云,景泉,王威,等.73例自体牙移植观察.广东牙病防治,2003(01):51-52

9. 罗顺云,于宏跃.自体牙移植术后牙根继续形成1例报告.北京口腔医学,2002(04):17

10. 罗顺云,景泉,周洪秀.经牙槽窝上颌窦冲洗取出窦内断根19例报告.临床口腔医学杂志,2002(03):230

11. 罗顺云,赵继志,甫京京,等.用涡轮钻拔除复杂下颌阻生智齿的新方法.现代口腔医学杂志,1993(03):179-181

12. 耿温琦.下颌阻生智齿拔除后各种反应和并发症的诊断、预防及处理.华西口腔医学杂志,1988(01):59-62

13. 耿温琦.下颌阻生智齿周围组织解剖及其临床应用.口腔医学,1983(03):140-142

图书在版编目（CIP）数据

阻生智齿拔除术视频图谱：涡轮钻法 / 罗顺云主编 . —2 版 .
—北京 : 人民卫生出版社，2018

ISBN 978-7-117-26885-1

Ⅰ. ①阻⋯ Ⅱ. ①罗⋯ Ⅲ. ①阻生牙 – 拔牙 – 图解
Ⅳ. ①R782.11-64

中国版本图书馆 CIP 数据核字（2018）第 132744 号

| 人卫智网 | www.ipmph.com | 医学教育、学术、考试、健康，购书智慧智能综合服务平台 |
| 人卫官网 | www.pmph.com | 人卫官方资讯发布平台 |

阻生智齿拔除术视频图谱——涡轮钻法
第 2 版

主　　编：罗顺云
出版发行：人民卫生出版社（中继线 010-59780011）
地　　址：北京市朝阳区潘家园南里 19 号
邮　　编：100021
E - mail：pmph @ pmph.com
购书热线：010-59787592　010-59787584　010-65264830
印　　刷：北京顶佳世纪印刷有限公司
经　　销：新华书店
开　　本：787×1092　1/16　印张：14
字　　数：341 千字
版　　次：2015 年 10 月第 1 版　　2018 年 7 月第 2 版
　　　　　2023 年 5 月第 2 版第 4 次印刷（总第 8 次印刷）
标准书号：ISBN 978-7-117-26885-1
定　　价：168.00 元
打击盗版举报电话：**010-59787491**　**E-mail：WQ @ pmph.com**
（凡属印装质量问题请与本社市场营销中心联系退换）

55检